尘爱，越青春

——少男少女身心问题探秘

尘衣 著

北京出版集团公司
北京出版社

图书在版编目（CIP）数据

尘爱，越青春：少男少女身心问题探秘／尘衣著. —
北京：北京出版社，2016.1
ISBN 978-7-200-11889-6

Ⅰ. ①尘… Ⅱ. ①尘… Ⅲ. ①身心健康—青少年读物
Ⅳ. ①R395.6-49

中国版本图书馆CIP数据核字（2016）第010244号

尘爱，越青春

——少男少女身心问题探秘

CHEN'AI，YUE QINGCHUN

尘衣　著

出　　版	北京出版集团公司	
	北 京 出 版 社	
地　　址	北京北三环中路6号	
邮　　编	100120	
网　　址	www.bph.com.cn	
总 发 行	北京出版集团公司	
经　　销	新华书店	
印　　刷	北京美通印刷有限公司	
版　　次	2016年1月第1版　2016年1月第1次印刷	
开　　本	787毫米×1092毫米　1/16	
印　　数	1—20000册	
印　　张	18	
字　　数	264千字	
书　　号	ISBN 978-7-200-11889-6	
定　　价	38.00元	

质量监督电话　010-58572393
责任编辑电话　010-58572383

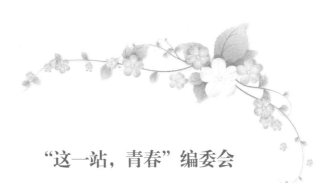

"这一站，青春"编委会

主　编：熊名辉

副主编：何宗焕　任理勇

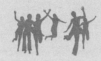

☆　　她是你熟悉的青春解读人

☆　　她是你"亲爱的谭星姐姐"

☆　　少男少女的贴心朋友

☆　　真正的心灵自助餐

☆　　照亮人生之途的明灯

☆　　亲子共度首选图书

☆　　师生交流优秀范本

☆　适于所有充满爱心的人士阅读

谨以此书献给赐予我生命与青春的父母，
献给所有给予我帮助和需要我帮助的人。

/ 突然青春 /

萤火一夜之间在静夜的旷野闪烁，像我们忽然被
点燃的青春之火，朦胧、迷离、梦幻却又真实。跨过
无忧无虑的童年的门槛，此刻，我们伫立。打开青春
之门，有一种情愫让我们怦然心动——深夜独放的昙
花，撼人心魄的美丽却只是芳华刹那。那么，生命的
长河中，乘着青春的翅膀，我们该如何长大？

青春何妨美丽？

时间永恒，倘被分割成片、成段，却终究短暂。
青春的段落是太不起眼的时间链条，何不就当自己是
一株默默生长的天竺葵，只要好好地吸足水分与养
料，就一定会蓬蓬勃勃，美丽人生的整个春天。

青春何惧忧伤？

青春来临，我们的生理会发生自然而然的变化，
心理也随之变得阴晴不定。在忧郁的心灵雨季来临
时，你是否会莫名地感伤？哦，忧伤何足惧？！不若挽
青春的臂膀，化一阵疾雨，挟雷鸣和闪电，将青春的
原野洗涤至干净、通透，让世界从此焕然一新！

青春何妨灿烂？

丛生的三叶草，在备受人们宠爱的花树间寄居，与野草无异。人们或许不曾关注它的生根与发芽，却不得不为它灿烂绽放时的姹紫嫣红而注目——它最热闹、最火红的生命在此时得到升华。虽然灿烂是自己的事情，然而独自灿烂时，若多些欣赏的目光，毫无疑问，那辐射开来的灿烂便更加亮丽而弥足珍贵。

青春何惧困苦？

不要言说童年的纯真早已不再，不要在意曾经牵手的友谊早已走远，也不要揣度未知的青春是好是坏，更不要畏惧前路的艰险扑面而来。拿出百分之百的态度和行动，为自己制订一个目标，为自己设计一个梦想！因为只有经过青春岁月中各种艰难困苦的磨炼，我们才能在纷飞的思绪中，张扬我们热情奔放的个性，为我们的青春发出最为激情澎湃的喝彩！

╱ 青春关键词 ╱

在某中学举行"谭星姐姐见面会"，跟青少年朋友聊天，问到跟现在的他们关系最密切的一个词，得到异口同声的回答：青春。

接着，请他们说出4个跟青春有关的关键词。结果，被他们提到频率最高的是"梦想、叛逆、早恋、挫折"。

成人眼中"不靠谱"的他们，其实内心都有一本谱。他们给出的关键词，恰恰是经历过青春期的人所遭遇过的。

梦想，更是理想。当下，"中国梦"被热提，大一点说，一个国家有梦，则国之将盛；小一点说，一个家庭有梦，则家之将兴；再小一点说，一个人有梦，则人之将立。反过来，当个人有了梦想并将之实现了的时候，这个家庭梦的实现也就不难了；当家庭实现梦想的时候，国家梦也便会如期实现；当每个国家实现梦想的时候，全人类、全世界也便会飞腾。所以，为了实现梦想，不在说，而在做——唯有为之行动，为之奋斗，为之拼搏。

叛逆，是青春期生理引起的一种正常心理现象，就像成人遭遇更年期一样。"青春期遇上更年期"是很多孩子与父母，学生与老师之间很普遍的关系存在，是相当难"搞"的一种关系。正因为难以处理，于是发生很多这样那样的不愉快、不可思议。怎样对待叛逆，成了一个绕不开的重大课题。处在青春期，要懂得自己所处的阶段，要学会分析自己产生叛逆心理的原因，通过各种渠道来找出解决问题的方法，而不能一味地让叛逆泛滥，一任自己的人生从此踌躇不前。而作为青春期孩子的父母和老师，要懂得自己也曾经这样走过，最关键的一点是要懂得尊重，要站在孩子的角度看问题，学会消灭代沟，与他们做朋友，做知心朋友，无话不谈。

早恋，该语词中的修饰词语为"早"，即表示不合时宜。但由于生理和心理发育的原因，对异性产生情愫并非恶魔。"哪个少男不钟情，哪个少女不怀春。"这话由大人总结出来，是他们对青春期孩子产生情愫的理解，是他们也曾经历过阵痛的经验体会。所以，大人不会也不必过于责怪孩子，但一定要正确引导孩子，告诉孩子异性之间产生情感要如何面对，不能沉迷其中而无法自拔。而作为孩子，一定要知道"早恋"一词中，"恋"虽然貌似正常，可以理解，但由于被"早"限制与束缚，必然又是不正常的。如同一棵乔木，该在10年后或20米高后才开花、结果，却在5年或10米高的时候便开始开花，甚至结出果子。这样的现象，导致的必然也是不正常的结局——因为时间不对。所以，认清自己，正确的时间做正确的事，才是对青春最恰如其分的交代。

挫折，其实不是青春期所独有的，它会伴随着我们很长一段时间，甚至一辈子；它也不是某个人所独有的，任何人都会遇上，名人更不例外。萧伯纳说，我做事十有八九是不成功的，所以我以10倍的努力去工作。显而易见，这话是指努力的次数多于不成功的次数。也就是说，失败再多，也要不断努力。曾经专门为此做过一个主题策划"挫折是先苦后甜的咖啡糖"，与孩子们探讨过，都认为，困难与挫折，征服的永远是心灵脆弱的人。这一代人大多是独生子女，养尊处优，有一部分同学心灵脆弱不堪，动不动就喜欢与家长或老师斗气，甚至出走或做出其他极端举动，只要遭遇一点挫折，就束手无策，甚至从此退缩不前，很难在他们身上找到忧患意识与奋起精神。这已经不是个案。跟大家聊天的目的很明确，那就是：愿我们坚强起来。虽然处在一个祥和的社会，但这并不表示我们缺少锻炼意志的机会。只要我们正视挫折，坚强以对，有什么问题不能迎刃而解呢？ 试着自寻快乐，在挫折中坚强起来。

青春关键词，不能一一尽数。但每一个关键词，都需要我们在最好的年华用最好的方式去对待，这样，才会最终拥有最美好的人生。

/ 你一定也青春过 /

"难得有这样聪明的姑娘。"认识一年多以来第一次得到他的表扬。

"谢谢，不是姑娘了，大娘。"我脱口而出。

"你一定也青春过。"是安慰我呢，还是承认我真的已经"年老"？

我们的玩笑开得太深沉了，我们的心怎么能老得那样快！跟远在青岛的K聊天，居然说出上面这样的话。我们是在北京参加才艺大赛时认识的，后来成为很要好的朋友，常常通过网络进行沟通。记得那次比赛，他获得了少年组第五名，比我高一个名次。

我们的交流总会火花迸发，有时唇枪舌剑，有时春风化雨，有时故作深沉，有时天真无邪，有时调皮有时诙谐，有时闹有时静……只有来自心灵深处的碰撞才能让彼此的灵魂更贴近，更能水乳交融。

可是交友仅仅是组成青春之圆的一个小小的扇形。我记得还有很多已经刻入青春这枚印章的笔画与线条，是它们组成了单纯而又斑斓的青春图册。

K告诉我，他又在为下一届的才艺大赛做准备。他说不知道自己能拿什么样的名次，但不管怎样的结局，都不会影响他去做准备。他问我，还有参赛的念头吗？我说没有了，长江后浪推前浪，一代新人胜旧人。我说我的青春经不起折腾，它从我的指缝间溜得飞快。我说……

K说我理解，我全理解，我绝对理解你的心情。他说其实拿第一名又怎样呢？那也不过是结局的一种。他又说即使我们以后都成了表演艺术家又怎样呢？那也不过是职业的一种。可是，难道我们要因为这些而放弃上天赐给我们的那么宝贵的分分秒秒吗？

K的话让我看到自己灵魂深处的无病呻吟。为什么要快快不乐？是充实的生活让我们快乐多一点，还是无病呻吟让人更快乐？是什么最接近青春的本质？又是什么背离了我们心中苦苦追寻的目的地？

K说不是参赛使我们的人生变得有意义，而是经历。不经历参赛，也有别的值得经历的东西。只有经历才能让我们的青春活力四射，只有经历才能使我们的青春丰富多彩……

是的，经历。经历不是自寻烦恼，也不是没有选择。就让那些晦涩的、黯然的杂质从我们的生活中悄然而逝吧，将颓废、空虚、茫然、失落——剥离我们的心灵，打开心窗，让阳光、雨露、清风、明月——降临，还自己一个纯净、透明的世界。

你一定也青春过。

——于是当我年老的时候，面对这句话，我会问心无愧。

/ 我生来就是或不是 /

我生来就是幸运的，因为我拥有我所拥有的这一切；我生来又是不幸的，因为我终将失去我所拥有的这一切……

我生来就是美丽的，因为我实现过人生中很多美好的心愿；我生来又是丑陋的，因为我也曾有过很多的小心眼……

我生来就是洁净的，因为我的灵魂引领我去往正确的路途；我生来又是肮脏的，因为我很多时候没有听从我灵魂的指引……

我生来就是积极的，因为我很多时候都能超越自我；我生来又是消极的，因为我常常被悲观的情绪所影响……

我生来就是阳光的，因为我温暖了无数孩子的心；我生来又是黯然的，因为我解救不了时常莫名忧伤与困惑的自己……

我生来就是强大的，因为我战胜了人生中一个又一个困难；我生来又是弱小的，因为至少在失去亲人的时候我如此无能为力……

我生来就是天真的，因为我的心透明如玻璃简单如孩童；我生来又是狡黠的，因为我需要发现那些夺人天真的卑劣灵魂……

我生来就是温和的，因为我认为世上没有什么是不能用言语来心平气和地解决的；我生来又是暴烈的，因为我要以此来说服自己一如既往地温和下去……

我生来就是胜利的，因为我至少能认清自己偶尔也是个利己主义者；我生来又是失败的，因为我的人生多多少少还留有些许挽不回的遗憾……

我生来就是爱着的，因为我的思想中分明清晰地写着"爱"这个字；我生来又是被爱的，因为无数人曾经或正在深情地爱着我……

我生来就是；

或不是……

这是一本关于青少年青春解读与心理拯救的书，填补国内外青春解读类图书空白。

花开的季节，除了欢欣、珍重与收获，你可曾有过迷惘、眷恋、无奈和失落？是不是每一个日子，你的心情都会豁然开朗，一成不变？

作为现代青少年特别是都市青少年，我们处在一个和平的年代，没有或极少经历过战争、贫穷与饥饿等磨砺人性的自然与非自然的灾难。而现代社会的高速发展，又使我们不自觉地受到当下种种不可抗拒的诱惑的影响，譬如电影、电视、网络和随处可见的社会现象，加上课业的负担，友情的不可预知，以及对"爱情"的朦胧意识等，使得我们的心灵日益变得矛盾起来，处在一种充满了不解、困惑、苦闷、悲戚、焦灼、向往与憧憬而难以自拔的状态，却又找不到人来倾诉。

本书着力的正是关注青春期少男少女的心路历程，走进他们的灵魂深处，与他们携手前行，和他们同甘苦，共患难，教他们怎样解读青春，进行灵魂自救，从而走出生活的重重阴霾，进入人生的春天。

这是一份关注现代青少年成长发育期的心理生

理（重在心理方面）问题的讲解、释疑、引导、相依、相助的心灵自助餐。作者把所了解到的一切可以对少男少女讲述与传授的最有价值的知识、思想、认识等，一并给予他们，使他们最终能够自知、自助、自救、自强，从而可以顺利、健康、无怨无悔地度过一生中最具可塑性、最美好、最纯真的年代。

本书是青少年刊物知名记者、编辑、作家、少男少女的贴心朋友、青春解读人尘衣姐姐为广大青少年朋友浓情奉献的一份大礼。尘衣曾在报纸创办过《尘衣信亭》栏目，现负责湖南教育报刊社《初中生》杂志最具影响力栏目《谭星信箱》的制作；她还创办了大型品牌公益活动"谭星姐姐见面会"，有丰富的揣摩青春期少年心理活动的经验。更可贵的是，她永远有一颗纯美无瑕而又宽容无私的心灵，能够将所有孩子当成自己最亲爱的骨肉，包容他们，疼爱他们，与他们心心相印，所以，尘衣深受广大青少年朋友的喜爱。另外，尘衣还曾主持大型名人专访栏目《尘衣之约》，与各界精英面对面。博大、辽远、纯美是其一生追求。座右铭：白衬衫上不该有污点。

本书适于少男少女、家长、老师及社会各界富有爱心的人士阅读。

CONTENTS 目录

第三部分

"尘"情相拥
——愿你生命永精彩

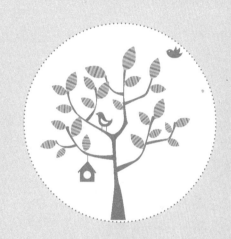

第一部分

"尘"救灵魂
——拯救他的故事

牵她的手

　　2005年，雪儿（化名）的一封带着血泪的来信牵动了我们的心。在信中，雪儿哭诉，6年前，雪儿爸因罪锒铛入狱，雪儿妈气不过，从此远走高飞，留下7岁的雪儿与年迈的爷爷奶奶相依为命。6年后，雪儿爸出狱。本以为他会改过自新，然而，出乎所有人的意料，他不但没有痛改前非，反而变本加厉，对年仅13岁的雪儿伸出了罪恶之手——为保护当事人的隐私，这里，请允许我隐藏掉那些令人深恶痛绝的关键细节。单纯的雪儿，怎么会想到自己日思夜想的亲生父亲一回来，带给自己的不是关爱，却是如此狠毒的手段！那撕心裂肺的疼痛，疼的不只是她的身，更是她的心啊！

　　万念俱灰的雪儿，没有妈妈的怀抱可以温暖，没有关爱自己的人可以信赖，没有亲密的伙伴可以倾诉，面对残暴无耻的父亲，她只想一死了之。但她实在是不甘心啊，那么年轻的、花一样的生命，要这样屈辱地凋零吗？不！可是她内心的呐喊，有谁能听见？终于有一天，她看到了读过千百遍的《初中生》杂志。那上面，不是有她信赖的"谭星姐姐"吗？于是，毫不迟疑，她提起笔，记录下了自己遭遇的所有苦痛……

　　时隔半年，已经辍学的雪儿还时不时地翻出那本《初中生》细读。那里面，夹着一封回信，以及与信一同到达她手中的100元钱。她一直珍藏着，舍不得用。半年以来，她几乎干尽了所有农活，父亲的打骂与虐待让她司空见惯，她的心也已麻木。但她又是充满向往的，她多想再回到日夜想念的学校！

2006年5月，"谭星姐姐"给湖南教育电视台的记者翻看雪儿的旧信。于是，一个营救雪儿的行动悄然启动。按雪儿信中提供的地址，大家找到雪儿。当时，雪儿正在地里忙碌，火热的太阳已经将她的脸庞晒成古铜色，毫无同龄人应该拥有的白皙与细嫩。当时的情景，雪儿在日记中描述得很清楚。她说经历这么多，她内心反而已经平静，或者说，已经麻木到听不到自己心跳的声音。此时此刻，她深知自己必须抓住这唯一的机会，这唯一的给自己新生的机会。于是，她舍弃曾经让她噩梦缠身、近乎支离破碎的家，跟着营救她的记者，紧张地上了路。

我们终于相见，她终于见到了她最想见的"谭星姐姐"——我。望着她蒙眬的泪眼，感受着她获救后的喜悦，我的心充满了欢愉。是的，现在，她已经有机会在一家电子中专学校学习，学校减免了她的全部学杂费，我所在的《初中生》编辑部和湖南教育电视台以及很多关爱她的朋友，都向她伸出了温暖的援助之手，她再不用担心自己的生活，也再不用担心父亲给她的阴霾笼罩身心……她说："原本应该给我父爱的人，却是把我伤得最深、让我生不如死的人……""虽然失去了一位父亲，失去了一位母亲，但是我得到的关爱远远超过了那些有父亲有母亲的孩子，我突然觉得自己是多么的幸福，又开始听到心跳的声音……"

是的，牵她的手，给她以关爱。能做到的，我们已经在做。相信，她会越来越好。

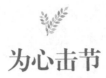

为心击节

因为负责主持一个谈心栏目，所以每天都有拆不完的信，而且很多还要亲笔回复。今天周一，几天来累积起来的几百封读者来信，更是拆得我头晕目眩，实在有些难以招架了。还有最后几封没拆，我不免懈怠起来。剪开这封没有写明寄信人地址与姓名的信，粗粗一掏，里面只有两颗折叠得很紧的纸"心"。这些孩子，就知道玩些小花样，经常将信纸叠成狗啊船啊或是花的形状，心情好时倒真的欢喜，觉得蛮可爱。可今天的信实在是太多了，便觉得这样会增加拆信的难度，也影响了速度，继而很烦：这不是耽搁我时间吗？于是，看都没看，就将这两颗"心"连同信封朝纸篓里扔了过去。

拆下一封信时，我忍不住又扫了纸篓一眼，两颗"心"仍躺在最上面，并没掉到底下去。我的耳根有些热起来。这是孩子用心折叠的两颗"心"哪，怎么可以看都不看就随便扔了呢？这不是我的作风。"捡起来！"我命令自己。

再次仔细地掏了一下信封，里面掉出一张黑白照来。

这是一位十五六岁女孩的照片，皮肤白皙，瓜子脸，额头饱满，眉毛不多不少，呈线形朝两额挑出。最出彩的是那饱含笑意的双眸，双眼皮，大而有神，灵气逼人。再往下，小巧的鼻子，端正而俏皮。嘴唇也很有特色，微抿，笑意在唇角荡漾……听我这样描述，你无论如何不会不相信，这活脱脱就是一个美人坯子。可是，不，请听我说完。见过络腮胡吧？是不是有些吓人？这女孩的双脸颊和下巴部位就有一大片的阴影，如同长了一圈络腮胡。这片阴影，才是她写信给我的真正原因：小时候被烫伤留下的疤痕。

我再次往照片中女孩的双眼深处望去，鼻头蓦地酸疼起来，刹那间，我泪流满面。我很是为女孩感到惋惜，如果没有这片阴影，这该是多么动人的一张脸。可是，生活却如此无情地将女孩捉弄了。惋惜之余，我更多的却是感动。因为，能够将这样最易令自己自卑的照片寄给我，就已经证明了她的勇敢。在与"女孩"的对视中，她依然笑意盈盈。她用目光和微抿的唇边的笑意告诉我：这绝对不是一个弱者。

我用力地吸了一下不甚通气的鼻子，小心翼翼地拆开这两颗"心"，认真地阅读起来。信里有她的名字，以及她告诉我的许多事情。

她说，她出生在一个农民家庭。当她4个月大时，爸爸出门打工。一天，天气非常寒冷，妈妈背着她去洗尿布，留下3岁的哥哥一个人在家。来到小河边时，同院的一个叔叔对妈妈说："天这么冷，小孩子会受不住的。还是把她放在家里，和我女儿一起烤火吧。"妈妈看着女儿被冻得通红的脸，就将她送回家中，嘱咐哥哥好好看着她。"然而，我的不幸就这样发生了。因为哥哥和那个姐姐玩火，不小心把火星溅到我所睡的摇篮中。哥哥姐姐都太小，没有注意到我。等妈妈发现时，我的脸上已经有许多血泡了……后来，妈妈告诉我，由于我们这里医院的医疗条件有限，医生对妈妈说，我脸上的血泡需要剪开、上药，才不至于灌脓……就这样，我的脸还是被毁了。"

一丝咸味自嘴角渗入口中，那些忍不住的泪水啊！我继续往下看：

"当我看着妈妈满脸的后悔和痛苦时，我好心疼啊，但又找不到合适的话去安慰她。我只好在日记中这样写道：'我爱我的爸爸妈妈和哥哥，胜过爱我……'真的，我从没想过要去责怪他们。也许有人会说：'现在你这样说，等你长大了嫁不出去你就不会这么讲了。'其实，我早已能辨别是非了，知道什么是对，什么是错。虽然每每站在镜前，我心里有过丝丝疼痛，但是，我仍然不会去怪罪谁。我总是对自己说：'这是上天的安排，这也许是上天给我的一个考验吧。他故意给我一个丑陋的容颜，想看看我能否不在乎外表，能否拥有一颗美丽而坚强的心灵。'"

女孩是否读过《巴黎圣母院》，是否知道卡西莫多，我无从知道。但业已如此，她却还能将这看成生活对她的一种考验，敢于直面现实，多么难能可贵。

末了，女孩说，她现在马上要踏入这个对她来说既熟悉又陌生的社会。她说，现在她好害怕，因为每次从街上走过，都有许多目光投向她。虽然表面上不在乎，但想到要换一个新的环境，接近一些新的朋友，又要面对一段被他们"习惯"的过程，心里会隐隐地难受。"姐姐你别误会，我不会怕别人的嘲讽和挖苦的。其实我的难受是怕新认识的那些人会用'同情'的眼光看我。如果是那样的话，我会非常不安。"

或许我的泪水流得太多了，但我庆幸自己捡起了那封信，如同捡起了一颗真正的心，一个崭新而坚强的生命。

泪痕未干，我给我在湘雅医院工作的朋友打了个电话，请她务必帮忙找一位最好的整形专家。打完电话，我又一字一句地给女孩回起信来……

连线唐同学

唐同学：

你好！

收到你的来信，我感动得热泪盈眶，为你的坚强而感动！在这人世间，有时候是有些意想不到的苦难在等着我们，如果沉默，如果软弱，那么我们就会被击倒，所以只有自己站起来，才是唯一的办法。能挽救我们的，只能是我们自己。正如你所说，这是上天的安排，是上天给你的一个考验，他故意给你一个不太俊美的容颜，目的是想看看你能否不在乎外表，能否拥有一颗美丽而坚强的心灵。

我想你现在要的就是信心。我一定会帮你去那些大医院问问，相信现在医学这么发达，你会有希望的。退一万步来说，就算没有希望，只要保持良好的心态，你就是世间最美最美的女孩！

建议你看看《巴黎圣母院》，你会更坚强。祝你快乐！

尘衣

2003年8月29日

尘衣姐姐：

你好！

当我听到一位同学说有我的信时，你知道吗？在那一瞬间我的心突然跳得好快、好快，我想这大概就是大家所说的"激动"吧！当时我在想，无论那位同学是否在骗我，或者是逗我开心，但是最起码我已得到了安慰。当那位同学真的把信递给我的时候，我拿着它（的）手在那儿不停地发着抖，但是脸上却早已被喜悦所覆盖。我迅速地将信拆开……

看完这封信，我觉得你所说的话，对我有很大的启发。姐姐，我会永远记住你所说的话，我会勇敢地去面对所有的一切，做生活中的强者！

姐姐，在此我想对你说："谢谢你。谢谢你的关心与开导。"

我一定会有信心，既（即）使只有0.5%的希望——因为你是我最信任的姐姐。

姐姐，我并不否认我是一个爱美的女孩，以前我总为自己的缺陷感到自卑，你的这些话让我重新认识了"美"的真正含义。虽然我没有傲人的面孔，但是我将会把所有的爱奉献给自己周围的人。这样做对吗？

祝：工作顺利

一帆风顺

一个十分有信心的女孩：小唐

2003年9月9日

焦虑地微笑的老师阿兰

尘衣老师：

你好！

我是位年轻的老师，和许多人一样，尽管我们不曾谋面，但我一直把你当成一位知心的朋友，一位清醒的智者，一位慈爱的师长。我信赖你，也信赖"谭星信箱"，更重要的是，我的学生也如同我一样爱着《初中生》，"谭星信箱"经常是他们反复看的内容。正因如此，当我遇到学生教育问题时，就会首先想到"谭星信箱"的主持人。

现在，我是一个初二班级的班主任，我很想看到学生们都能健康地成长，包括身体的健康，更包括心理的健康。因此，我为他们付出了很多的汗水与劳动。然而，有时，我却感到心力交瘁，因为，他们调皮捣蛋的花样太多，对于他们变幻莫测的招数，我实在是防不胜防，招架不了。我痛苦。

十几岁，多么美丽的年纪，就在这个美丽的季节里，却很容易发生令人后悔的事。我不想让学生糊涂地生活，所以我总是绞尽脑汁、想方设法地疏导他们的思想，陶冶他们的情操，可幸一切都还算顺利。但最近，班上却早恋之风盛起，许多同学因此注意力不集中，成绩明显下降，脾气变得易怒、急躁、内向、孤僻。对于这些，只比他们大五六岁的我很理解，但更多的是焦虑，我想寻找一个润物细无声的有效办法去引导他们，但试过许多"药方"之后，收获甚微。我不知该用什么方法去呵护这些可爱、善感的心。我迷惘了，但我知道孩子们很爱你，相信，你会有些好办法吧，请谭星姐姐帮帮我，帮帮我的学生。

诚盼您的妙计！

焦虑地微笑的阿兰

2003年7月10日

阿兰老师：

你好！

收到你的来信，真是百感交集啊！我也是从十几岁走过来的，如你一样。而现在，他们又与当年的我们一样。只不过，当年的我们似乎要晚熟一点，这或许是大环境的原因吧。

现在回过头来看，我们却已是安然走过那些时光了。是的，安然走过。所以说，这是成长的过程中难免甚至必然经历的一些境象，总会有适当的方法去面对，或是自然而然地经过，如同过一座小桥，或爬一座山坡，在不经意之间就到了另一个目的地；或是在老师和家长的正确引导下树立起正确的人生观，如此，安然无恙地走过这丁香般的岁月。

而你的学生，此时正处在这一境象之中。他们能自然地走过吗？这是老师和家长担心的问题。而你，还是一直"焦虑"着（真心为你感动）。但是，你却"微笑"着，不是吗？就如我刚才所说，你可以正确引导他们的。姐姐非常相信你的能力，那么现在，我们就来讨论一下教育方法吧。

早恋，对于学生来说，一旦沉湎其中，便很难自拔。要走出早恋的误区，得有一个过程，经历一些时间。所以，如果强硬地制止甚或抑杀，不是好的解决方法。如同水，它终是要流的，那么我们何不疏而导之呢？或者可以给他们一个目标：你爱对方吗？你知道什么是爱吗？经过若干年你还能保持对他的爱吗？在这若干年中，你的眼光会不会更高，会不会碰上更优秀的人？……如果在若干年后还能走到一起，那，我们可以为他喝彩；如果不能呢？甚或酿成什么悲剧呢？难道对他嗤之以鼻吗？所以，这些可能的结局，必然是要用时间来证明的，而所需的时间，只有让它冷却，冷却过后，再看来时路，再看曾经"爱"过的人，所有结局就一目了然了。同样，在冷却的过程中，便会冷静地思考，冷静地学习，这样下来，也就自然而然地绕过了只要不慎便会陷入的沼泽地。

我的看法也就这些。当然，你还可以有更好的方法。愿你开心！

尘衣

2003年8月10日

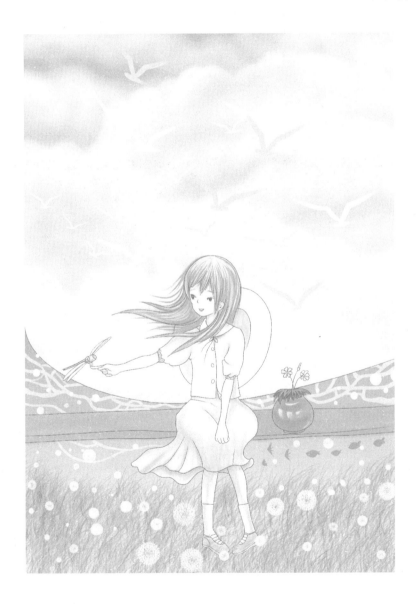

他在绝望边缘徘徊

尘衣老师：

您好！

前两天，我被几位同学冤枉了，尽管有同学证明我是无辜的，可他们还是坚持原来的看法。这对我的人格简直是一种极大的侮辱。我非常绝望。

小奕
2003年9月5日

小奕：

你好！

不管你现在的情况怎么样，你要敢于承认，自己是人！是一个有骨气的人！环境可以造就人，困难同样可以造就人。韩信你听说过没有？他在没成功之前，有人要他从胯下钻过。他真的忍受屈辱钻了过去。后来，韩信成了著名的将军。他靠的就是忍耐！他暗暗下决心，认真努力，将那些人全比了下去。但最后，他还是原谅了那些侮辱过他的人。因为正是那些人的侮辱才让他奋发图强的。所以不气馁，将压力变成动力，才是真正的强者。希望你能做一个生命的强者！祝你快乐起来！

尘衣
2003年9月8日

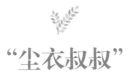

"尘衣叔叔"

尘衣叔叔：

你好！提起笔我真的禁不住想写下这阵喜悦。不好意思再一次给你寄来了拙作，但是我是真的很想用轻盈的笔带给你一声亲切的问候："辛苦了！"

我是一名初三的学生，还有一个月就要过完初中生活了，心里真的被依恋所填满。从收到叔叔回信的那一刻，我的心就被震动了。你的时间是那样宝贵，但能提起"爱"的笔给我回信，怎能不让我感动？你用一颗充满爱的心、一种能让人信赖的精神和一支不知疲倦的笔来为我们构造一片充满绿荫的土地，让我们感受到了母校般的温暖。这种清雅，犹如那一杯杯淡香的茶，会让我回味到永远。

当时听到有尘衣叔叔你的回信时，我激动得一口气从3楼上跑到了"收信台"。我承认这是我跑得最快的一次（平时我的50米短跑都很难及格，这次从3楼到那里至少也有300米，但我只用了两分钟，或许你不会相信吧，但这是真真切切的，是你的爱所化成的无尽的动力）。

当我小心翼翼地拆开信看到那一张张精美的卡片时，真的十分激动，感谢你！那不仅仅是一张张卡片，更是一缕缕真心的祝福。可惜卡片的数量有限。刚拿出来便被同学们一抢而光。我自己手上只剩一张叔叔你亲笔祝福并签名的卡片，因为这张我实在舍不得被同学们"抢"去。

忠实的朋友：小英

2003年4月27日

（注：这是个美丽的误会，小英误将尘衣"姐姐"当成了"叔叔"。）

迷途少年，我的肩膀借你靠一靠

本报讯：2005年7月7日下午15:20，"谭星姐姐"尘衣接到一个名叫龙放（化名）的少年打来的电话，说："谭星姐姐，我回到家了！非常感谢你的帮助！"一直守候在电话机旁的尘衣听到这里，长长地舒了一口气，一直悬挂心头的担忧在接电话的瞬间消失得无影无踪。

7月2日上午8点半，周六，"谭星姐姐"尘衣正好加班。忽然，办公室的电话响了。尘衣接听，第一句便听到一声哭喊："姐姐，快来救我！"原来，这是一个少年打来的求救电话。少年说，自己在长沙步行街迷路，恳请"谭星姐姐"帮帮他，让他回到自己的家。

接到这个电话，尘衣赶紧向领导汇报，希望去看个究竟，若情况属实，一定要伸出援助之手。领导也十分重视这件事，同意尘衣立即赶去现场。

为赶时间，尘衣打车赶到现场。这时，焦躁不安的龙放正在接受步行街小吾快餐店老板的劝说。见到"谭星姐姐"，龙放喜极而泣。原来，龙放是湖南岳阳湘阴人，正在湘阴县西林中学读初中二年级，因为不满家里爸爸妈妈买码（即地下六合彩，编者注），也因为平时成绩不好时爸爸骂了他，这次期末考试一完，15岁的他一气之下，便简单地收拾了一些行李，跟妈妈说了一声"我去同学家住几天"，揣上平时节省了两个月的零用钱，乘车来到长沙，找他在湖南省财贸医院工作的表姐。可是来到长沙时，他表姐刚刚离开长沙回老家。他举目无亲，急得在大街上哭起来。他不肯打"110"，怕惊动家人，会招来一顿毒打，甚至会将他赶出家门。有家快餐店的老板见状，赶紧问他在长沙还有没有其他联系人。

于是，他想到了《初中生》杂志，想到了平时给予无数青少年热情关怀的"谭星姐姐"尘衣。

见面后，尘衣为了弄清情况，带着龙放再次来到他所说的表姐文娟（化名）工作的医院，经核实，医院确有文娟其人，她也确实是回了老家。几经周折，尘衣与她取得联系。据她称，龙放不是她亲表弟，只是她一个熟人的孩子，认她做表姐的。

情况核实后，尘衣带着饥肠辘辘的龙放在一家餐馆吃了饭，又买哈密瓜给他吃，带着他在步行街逛了一圈。一路上，尘衣亲切地向他询问家庭情况，给他分析这次离家出走的严重性，说倘若姐姐不是正好加班，没有"谭星姐姐"在，你又不肯打"110"求助，一旦遇上对你心存歹意的人，你怎么办？然后告诫他，这样的错误一生可不能再犯了，下次在做任何事情之前一定要考虑周全，特别是可能会出现什么样的结果，否则轻易不要做决定。从另一个角度来说，这次出走是你人生中一次刻骨铭心的教训，你应该引以为戒，它会教你以后怎么做人，怎么处事……

中午12点，尘衣将龙放护送到汽车西站，将他托付给司机，与他挥手作别，看着汽车开往湘阴方向……

尘衣呼吁：暑期来到，家长不要沉浸在地下六合彩等赌博中不可自拔，应该以身作则，给予孩子正面教育，关注孩子的想法，否则，快乐暑假便极有可能演变为悲情暑假。文中龙放倘若没有遇上那么多好心人，会是一种什么样的结果呢？我们应该三思！（东方新报/2005年7月11日）

博客上挽救想自杀的他

注：这是一个成人通过博客与尘衣姐姐的对话。在他对生活失去信心的时候，他知道，有尘衣姐姐和很多朋友在关心他。最后，他终于走出心灵的阴霾，这是件多么令人欣慰的事呀！下面是尘衣姐姐博客中的3篇与此事有关的文章（尘衣姐姐的博客网址：http：//blog.sina.com.cn/cyzy，欢迎访问）。

尘衣博客文章之一：回答他的话（2006年7月5日 8：25：38）

一早惊见一位朋友给我的留言：

已近午夜，对于我的唐突造访表示歉意。

这个世上真的有被称为"天堂"的地方吗？那里一定很快乐吧！人世间的恩恩怨怨、是是非非，我早已厌倦。只因我早已看透这个社会。与其不能给别人带来幸福和快乐，不如到天堂走一遭，又有何妨！

回复：你看一下我的最近一篇博客，听一下我的演讲视频《拯救灵魂比拯救生命更迫切》，会对你有所启发的。岁月如梭，我们不但要自己开心幸福，还有必要给人甜蜜与温暖。好好活着！

我昨天才贴出那篇关爱生命的博客，可现在我的心情竟要用"痛心疾首"4个字来形容！我不知道该对他说什么，于是说了上面的话。朋友，请再听一下我的演讲，相信你会好起来的。因为，我等着看你再写好看的东西！就这样约定，可好？

……

尘衣博客文章之二：他还没有回话（2006年7月6日 18:15:14）

快两天了，他还没有给我回答。不知他看到我的回复了没有。我在焦急地等待——朋友，请你好好的，听听这个素昧平生的朋友对你的真诚关注与期待……（2006年7月6日 18:15:14）

续：依然没有，依然没有他的消息！（2006年7月7日 15:25:03）

……

尘衣博客文章之三：他终于给我回话了！！（2006年7月14日 21:53:48）

尘衣：

您好！

前天回到家里，见到了您的留言。首先非常感谢您对我的关心！本想马上给您留言，免得您惦记。可是这两天电脑出现故障，今天才找到原因，排除故障。

谢谢您对我的关心，出去走走心情好多了，我会慢慢改变的。

我非常感激您在我抑郁、苦闷、无助的时候给我的帮助。我永远会记住您——尘衣。

回复：刚刚看到你给我的回话，真让人开心！这几天我一直在关注你，在能找到你信息的地方看了数次。现在，终于看到你的回话了。虽只片言只语，但那已经足够，因为，它让我一颗悬着的心终于落了地！记住，我很高兴，真的，为你成功走出心灵的泥淖而高兴！

抑郁了谁——研究生抑郁闹自杀

作为"关爱生命万里行"活动组顾问团成员之一，活动主持人经常与我联系。2007年3月27日，他在MSN上给我留言，说：尘衣老师，万分火急，请回复！当时，我不在电脑跟前，一会儿回来看到留言后，赶紧与他联系。这一交谈，我的心被揪了起来。他说：有一个研究生和你在同一座城市，他得了抑郁症，闹着要自杀！

事情有这么严重吗？研究生闹自杀，是因为找工作，还是因为感情，或是其他原因？跟他交流后，我将自己的电话号码告诉他，让他转告给对方。

不一会儿，那位研究生的父亲打来了电话。从他口中得知，他的儿子即患者叫陈化（化名），3年前考上本省名校计算机专业的硕士研究生。最近，原本生活平稳的他接二连三地遇上了很多烦心事，而且一件比一件复杂。

导师布置的毕业论文必须在规定的时间内交，他写论文花费了很多精力，经常通宵达旦，精神压力特别大。同时，他参加了某跨国集团每年一度的招聘会，顺利过关，获得了第一名，只等7月份毕业后去上班。本来这是一桩好事，可是他又听说，他去公司后可能会被安排到非洲或其他国家工作，这让他倍感恐慌，生怕自己不能胜任。论文写完还没答辩，他又被检查出患了前列腺炎。他心慌意乱，赶紧去网上搜索这种病症，不停地搜，但是结果都是说他会丧失一些功能，比如会没有性能力、以后不能生育等，而且说这是慢性病，极有可能会治不好。正是这件事成了他抑郁症发作的导火索。

他想，自己这么年轻，才25岁，就得了这样可恶的病，甚至会影响到今后的生育。顺着这个思路，他就钻起牛角尖来，钻进死胡同不能自拔。加上自去年开始，他总是头晕，有时候晕得几乎感觉头脑要爆炸，这让他烦躁、惊慌、害怕……如此种种，让他觉得人生太没意思了。他想，奋斗了这么多年，最后却落得个这样的下场，于是，越想越伤心，越想越走不出自己设定的忧郁氛围，便产生了一个极端的念头——自杀。

听到这里，我觉得这个问题还真不可小看。我深深理解陈化的痛苦。因为在某一年，我也严重失眠过，人几乎要爆炸，郁闷到极点。我当时想，是不是我会从此疯了呢？但是最后，我终于走出了那段阴霾密布的岁月，坚强地走了过来，而且，活得越来越阳光。

我让陈化的父亲将电话给陈化。我做了自我介绍后，问他，知不知道我。他说记得，以前读过杂志，那是很遥不可及的一位贴心姐姐。他的话里满含激动。我不问他的病情，也不问他让他郁闷的很多事情，我只是旁敲侧击地问他：你待在电脑前的时间多吗？他说多。我说多到什么程度，他说因为是这个专业的，所以每天几乎不少于12个小时，工作、学习、玩都没离开过电脑。我说，这样有几年时间了呢？他说7年了。我说，我知道你总是头晕的原因了。他很惊讶，说，是吗？医生都说我是抑郁症。我说你可能是抑郁症，但引起你抑郁症的原因我想可能跟你总在电脑前有关。他说为什么，是辐射吗？我说是。然后我跟他讲我自己的故事。我说我也和他一样，在电脑前这样没日没夜地待了5年。我也经常头晕，但是我只要一出去散步，人就轻松了，似乎心里压着的石头被突然拿走……跟他说了一阵，他说要面见我。于是我跟他爸约定，17点半下班后在某地见。

这个孩子看起来让人心疼，那么虚弱、苍白。他说他睡不好，现在还厌食，以前倒下床就能睡着，吃饭一餐能吃几碗。我静静地听他说。然后直截了当地对他说：你很固执，是吗？他愣了一下，说：应该是。我说如果不固执，不偏执，就不会沉迷于一件事情不能自拔。比如你现在，总是不停地去网上搜索有关前列腺炎的资料，总是固执地认为你今后不能谈恋爱，不能生育，这一生可能会毁了……他瞪大眼睛，点点头。我说你注意没有，刚才我说话是斩钉截铁的。其实我是个女性，但我有时候像男人一样雷厉风行。很多时候，我强迫自己，要拿得起放得下。譬如一个人——没有这个人，世界照样会转；譬如一件事——不发生那件事那个人还是那个人。也就是说，作为一个男人，更应该心胸开阔，不耽于一时一事一情，要拿得起放得下。大道理说完，我又很温柔地教他怎样去学会自控。因为我明白，失控的状态并不是他能预料得到的，也不是他想控制就能控制的。我说，什么事情如果影响到你的情绪时，你要想，有什么大不了的，不就是啥啥啥吗？只要你心里空灵，受压的感觉就不会太强烈，这样，大脑就不会时刻处于缺氧状态。

我还劝他多运动，可以不是大幅度的，只要是运动就行，比如散散步，要努力让自己呼吸到新鲜空气，让大脑氧气充足一些。我还向他父亲建议，必要的时候可以去医院做做高压氧。头晕多半是缺氧引起的，人紧张时大脑也会缺氧。

跟他们还聊了很多。两个小时过去了，他说他有些疲倦，我说正是这样，你一感到疲倦就要放下手头的事情，多休息，就算睡不着，闭目养养神也好。送他到公交车站时，我说你随时可以和我联系。他爸问我交流一次收费多少，我说只要能让他快乐起来，我会尽可能给他以帮助。当然，我向他传达了我会分文不收的意思。

后来他总是在最烦躁不安、难以自控的时候给我打电话。最初的几次，他很坦诚地告诉我他真的想自杀，没办法了只好打我电话。我同样很温柔、很细心地开导他。他说每次通话后，他就感到轻松了。后来，他提到"自杀"两个字的时候明显少了。3个月后，他恢复正常。从身到心，完全康复。

他踏上去非洲的飞机前，还给我打来电话，说：谢谢你，姐姐！

她为什么叫"朱朱"

从第一个电话起,她的每一个电话的第一句话都是:"姐姐,我是珠珠。"她说她是个初三的女孩,现在临近毕业,却有一个解不开的心结——她暗恋上了自己的老师。

她的哭泣声让我心疼。我仔细地向她了解详细情况。得知她的家里境况不好,是英语老师每次为她缴纳包括学杂费在内的许多费用。老师还经常找她谈心,鼓励她好好学习,将来要有出息。她将老师的话都记在心里,用心汲取营养。功夫不负有心人,她的努力没有白费,每次考试,她的英语成绩都是班里第一名。每次看到老师欣慰的笑容,她的心里比喝了蜜还甜。

她变得开始注意起自己的老师了。在她眼中,老师变得越来越可亲,越来越迷人。她说老师腿不长,眼不大,在别人眼中甚至有些怪怪的——但她觉得老师的魅力任何人也比不上——至此,她已经明白,自己喜欢上老师了。

她问我,该怎么办呢?我能向老师表白吗?

我说,我明白你的心情。你现在正是情窦初开的时候,你的向往并没有错。况且,老师给过你那么多帮助,相对而言,你对他更容易产生好感。但我看来,你的好感并不是爱情,只是你错将自己的感激之情当成爱情了。爱情是什么呢?它应该是不掺杂任何利益性的成分的,它至纯至真,而且,虽然朦胧,却更是明明白白的,爱情是两个人之间美好情感相碰撞而产生的火花,它是燃烧时看得见光芒的焰火。像你现在的情况,要怎么处理才好呢?你应该确定自己是在特定的青春期对爱情产生了一种幻觉而已。说白了,就算你是喜欢老师,那也只是一种单相思，你被它折磨得不知所措，它却还会笑你单纯。所以，趁着老师还不知道你的心事，应该尽快放下这种念头，好好地去学习，那才是对关心你的老师最好的感谢。

她答应了我。可是不到几天，她又来电话，说自己抹不掉老师的影子。于是我又拿话来劝她，同时，我还将自己的手机号告诉了她，说她有什么话，随时都可以找我倾诉。就这样，三天两头，我就会听到"姐姐，我是珠珠"的开场白，时而清醒、时而糊涂的小脑瓜呀。

有一天，在我出差经过她的城市时，她又来电话了。她的哭声很凄凉。她说，他今天结婚了。而且，他昨天还找我谈了话。我说你应该祝福他才是呀，一个在你心中这么重要的人终于找到他的幸福，你有什么理由不给他以祝福呢？她说是呀，他的样子真的很幸福，我一直站在远处，看着他在婚礼上甜蜜的模样——但是我一直流着泪……

我说，多么美好的一段情感，风一样来，却不曾风一样去。至少，在以后回忆的时候，你会为自己有过这样一份浓烈的情感而自我陶醉吧，虽然，它并不是爱情。我接着问，那他昨天和你说什么了吗？他肯定不会看到你备受折磨的模样，是不是劝你好好用功？她说是的，他对我说他知道我的心思，让我不要把时间浪费在他身上。我说你真的应该欣慰呀，这么好的一位老师——他或许认为，他帮你，全是出于自己的好心、良心，他何曾要你回报什么？要说回报，恐怕还是愿意看到你好好用功，取得让人欣慰的成绩了。她说是的，他也是这样说的。她接着说，姐姐你知道我为什么叫"朱朱"吗？我说不知道，你不是叫"珠珠"吗？她说不是，是姓朱的朱，因为他姓朱。听她这样说，我的心分明绞痛了一下——多么单纯的孩子！

我跟她聊了很多，聊得很细很细。我告诉她应该怎样走出生命的误区，怎样忍痛与这样的"爱"作别……

一周后，她再次打来电话，说她现在心态很好，以前的事情，无论美好还是幼稚的，都让它埋藏在心底吧，到老了，再拿出来晒一晒……

她开心的一笑，让我落了一脸泪。

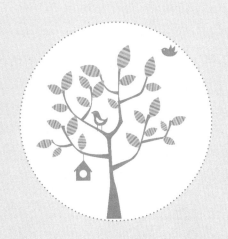

第二部分

心事"尘"解
——你的快乐我来给

你的路，非走不可

尽管谁都会轻易说出珍惜时间之类的话，然而，据我所知，能够真正做到这一点的人凤毛麟角。

说到这个，大家会说，"光阴似箭，岁月如梭"，不是有很多这样的格言吗？"时间就像海绵里的水，只要肯挤，总还是有的"，鲁迅的谆谆教诲大家似乎也都熟知。"明日复明日，明日何其多？我生待明日，万事成蹉跎……"明朝钱福的这首《明日歌》我们更是耳熟能详。我们去火车站、飞机场、商场或酒店等公共场所，一抬头，就会看到一面大钟悬挂在最显眼处，它们好像正在告知：现在的时间眨眼之间就会消失。这，也是对我们的一种警示。你看，我们会从中感到一点时间的紧迫性了吧。

那么，有了这些格言或警示，我们就足够了吗？不然。我们只有亲身体验，才能从内心深处真正懂得时间的价值。而亲身体验的方式，就是——你的路，非走不可。

我们一生中，有多少需要亲身体验的事情啊！

刚生下不久，我们得学会啼哭与微笑，这样，才能为我们日后对酸甜苦辣的生活流露出千变万化的表情打下基础。想想，在我们的人生中，倘若木然到失去了"表情"二字，还会有什么意义呢？

然后是我们童年时期要做的各种令我们快乐无比的游戏。只要被问及，谁不能数出几种曾经做过的游戏来？"扮新娘""捉特务""跳房子""踢毽子""抽陀螺""打元宝""打弹珠"……太多啦。如果你一时想不出，那么，你可曾与小伙伴们去采过野花？这也算得上是游戏的一种了。有了这些游戏，我们的快乐又增添了三分。

接下来，我们得学习。青春期是我们体内各种细胞最活跃的时期，我们的记忆力、观察力与接受能力等，在这一时期会得到极好的发挥——但前提是，你得做个有心人。这一段人生，若用与"时间"有关的词来形容的话，那便是"宝贵"。是的，在这一段时间内，我们可以获取多少有益的知识啊。我们完全可以利用这一段时间，将我们的人生发挥得淋漓尽致。因为，它很大程度上关系着我们未来的人生走势。惜时如金的人与视时间如粪土的人相比，你难道不怀疑他们未来的人生会有天壤之别吗？所以，学好知识，打下坚实的基础，我们才不至于因为浪费了宝贵的光阴而后悔终生。

不过，大家千万别以为学习只是在这一阶段才可以进行。学习，是每时每刻都必须进行的，"活到老，学到老"，就是这个意思。

那么此后的人生呢，我们会工作、恋爱、结婚、生儿育女，担负起我们必须或者乐意担负的责任。然后短短的几十年过去，我们说老就老了，于是，会回首，怀想曾经走过的路：

"这一生，我获得了很多乐趣，有游玩、开垦、劳动、学习等方面的乐趣，也有助人为乐、爱与被爱、对长辈尽孝、被晚辈孝敬等方面的乐趣，还有工作或学术研究上取得成就而带来的乐趣。所有这些乐趣的获得，全是因为，我一直在走着自己的路，全神贯注地走着。

"当然，除了获得乐趣外，我也遭遇到了一些挫折。因为，我所走过的路，也会荆棘丛生，这得由我亲自动手来清除，否则，我无法将自己的路继续走下去。在清除障碍的过程中，我同样体会到一种乐趣——征服的乐趣。所以，挫折与障碍，是另一种获得乐趣的资源，只要你有足够的勇气与魄力去应对。"

或许你会认为：你是不是说了太多过于积极的话呢？即便如此，对人生，对书本，我常常感到无所适从，甚至无比厌倦啊！哦，对不起，如灵丹妙药一般的方法，我也没有。但是我可以分析一下，你的无所适从与厌倦的情绪，都是一种繁忙过后对事物懈怠的感觉的凸现。这，当然是消极的，但又不是我们说排除就能排除的现象。

那么，我们就束手无策了吗？别着急，听听查斯特菲尔德怎么说："现在多用功一小时，就可以早一小时到达目的地，早日获得自由……"这句话，仍然可以换成另一句话——"你的路，非走不可。"

只有这样，我们才能用自己的心装载着自己的身体，同时到达我们的目的地。甚至，当我们的身体停下来时，我们的心，仍在飞翔。

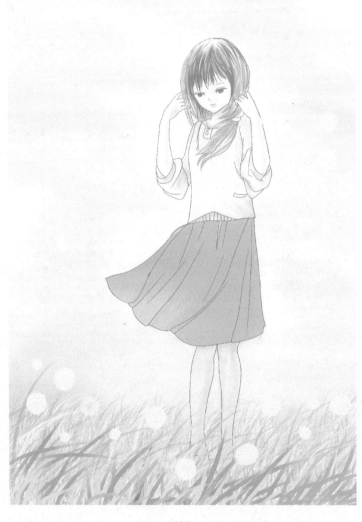

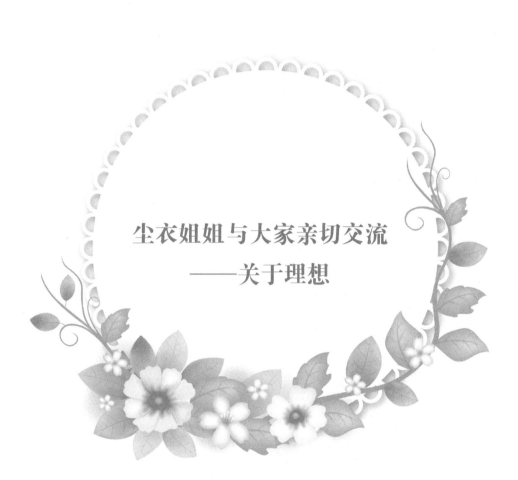

尘衣姐姐与大家亲切交流

——关于理想

坚持，真不是个问题！

湖南省宁远县小玲：我是一名特别爱好体育的中学生，体育是我的特长，每次比赛都能取得前三名的好成绩。可我爸爸妈妈说今后是发展电脑、讲英语的时代，说体育到那时会没用，一点也不同意我发展体育。姐姐，我真的想成为一名运动员。对于他们的反对，我该怎么办呢？

心结"尘"解：看来你在体育方面的天赋确实不错。我想，兴趣是最好的老师。选定目标，持之以恒地走下去，就会看到成功的曙光。对于你父母的意见，姐姐不完全赞同。从大的方面来说，体育事业的强盛在某种程度上也体现出一个国家的强盛；而从小的方面来说，体育对个人的身体和心理素质的培养和锻炼，也是不无益处的。但你同时又要注意到，体育并非孤立存在的，由于时代的发展与需要，体育工作者同样必须懂电脑、会英语，这样才会和世界沟通，与时代同步！

父亲的心or我的爱好

湖南省衡东县晓迅：我非常爱好小制作、小发明，经常全心投入其中，所以成绩不大好，也因此而常被父亲指责。我不想让父亲伤心，但又不想放弃我的爱好，它已成为我生活的一部分了。姐姐，你有什么两全齐美的办法吗？

心结"尘"解：你那么喜爱小发明、小制作，并且能够坚持下来，真是一件很好的事。但是你目前的主要任务是学习，鱼和熊掌不可兼得，不可能每件事情都能拿出十分的精力来做。成绩不好，父亲当然会担心或者指责，再说了，发明制作还得以深厚的知识为基础呢，成绩不好怎么行呢。所以你首先得想办法把各科学习赶上来，然后可以利用学习以外的时间来搞发明制作，比如课间啦，学习任务完成之后啦，这些时间都可以由你自由支配的。这样，你就可以学习和发明两不误啦！

多么糟糕透顶

广西壮族自治区宾阳县娇娇:我是一个笨拙的人,在学习中常常没兴趣。你可以想到我的成绩有多差,也可以想象我是个多么糟糕透顶的人。

心结"尘"解:姐姐先问你,笨拙的人有标志吗?告诉我,哪里有笨小孩?上小学时我们就学过《爱因斯坦小时候》和《童第周》等课文,从他们身上,你发现最重要的条件是聪明吗?按姐姐的理解,兴趣才是最关键的。一个人在他所感兴趣的事物面前,永远是聪明的,所以我们对待一件事物,要尽量提起自己对它的兴趣,因为有兴趣时才能更容易做好。如果实在不行,那就得好好培养一下自己的兴趣了。别以为"培养"兴趣是毫不可取的下策,其实这也是一种智慧,它能使一个人的生活变得更丰实、更全面。有句话说得好,"两年造就一个天才",讲的也就是"培养"兴趣的重要性。

真正的尊严靠努力与拼搏去"挣"取

湖南省娄底市毛毛:我是个慢性子,字也写得特别差,可又不愿意练,便常被妈妈批评。有一次,一位阿姨去求职,因为字写得好,没费周折就被聘上了。这样一来,妈妈问我明白写好字的重要性了没,接着就骂我没用,甚至还说了一些不堪入耳的话。姐姐,我不想被骂,我也是有尊严的呀!

心结"尘"解:我觉得真正的尊严要靠自己的努力和拼搏去"挣"取,而不是靠别人的施舍所取得。要实现人生目标,就得从小事做起,日积月累,切莫自我欺骗。或许你会不以为然,便不愿意去做。但是你看,这位阿姨不就因为字写得好而受益了吗?再说,慢慢吞吞能适应现在这个日新月异、飞速发展的社会吗?骂人当然属于不尊重人的行为,但身为一个疼爱孩子的母亲,你妈妈不是有意这样对你的。她是爱你的,你要理解她的一片苦心,把她的话作为前进的动力,改正缺点,奋起直追,以赢取你人生中真正的尊严。

演员梦，求求你靠近我

湖南省南县妙妙：姐姐，我太想当一名演员啦。其实我的外形条件还不错哦。可是，我怎么觉得这个理想离我那么远啊？

心结"尘"解：你的不自信缘于什么呢？可以找找原因。另外，你既然明白自己的演员梦很遥远，那为什么不脚踏实地地去做一些更实在的事情呢？就算是当演员，也不能光凭外形条件，还要综合素质等各方面都过关，特别是领悟能力，因为表演实际上更多地是演绎各种自己以外的人。所以，不管以后还会不会做演员梦，你的首要任务是把学习搞好，然后再说其他的。

生活薄待我

河北省沧州市小李：我常常独自静坐，总觉得生活薄待我，让我感觉不到一点快乐。每天看着同学们蹦蹦跳跳的，我就觉得自己离他们好远。

心结"尘"解：生活对我们每个人都是公平的，我们也应该公平地去对待生活。譬如著名作家史铁生，生活虽然让他身患重疾，却给了他一个智慧的头脑，让他得以以写作的方式将人生研究得无比透彻，从而被我们所敬爱。对于病痛，他泰然处之，毫不畏惧。听到这里，你可能会说，生活至少还给了他一个健全的大脑呀。且慢，假设他不在逆境中奋发图强，而是自暴自弃的话，结果会如何呢？所以，生活的主动权在我们自己的手上。无论学习还是交友，只要你主动出击，没有人无缘无故地拒你于千里之外。

想和姐姐一样

湖南省宁乡县"书柜"：姐姐，你在我心中是最好的人，因为你可以帮助我们解开心中"不知道""为什么""这样可以吗"等好多好多问题，使我们变得向上、优秀，所以我也很想做一位和姐姐一样善良而又乐于助人的人。

心结"尘"解：其实可以帮助大家解难答疑的人，在我们身边比比皆是，比如老师、家长、同学，以及你接触到的所有形形色色的人——真正的老师无处不在，关键是你有没有留心去发现。姐姐只是比较集中地回答了同学们的问题，总是尽可能不让大家失望，尽可能将事情办得比较圆满。能得到大家的喜欢，已经是莫大的幸福了。你说自己也愿意做一位和姐姐一样的人，说明你是一个懂事而富有爱心的孩子，这真让人高兴。那就让我们共同努力，从身边事做起吧！每一时，每一刻，用我们的心，去换取。

做一个平凡人没有什么不好

陕西省扶风县"波仙子"：姐姐，不瞒你说，我想成为一个伟人，比如联合国秘书长之类的人物。

心结"尘"解：你是个有远大理想的孩子，姐姐首先为你高兴。不过，姐姐觉得每个平凡的人身上都有闪光的一面，做一个平凡人没有什么不好。伟大出自平凡，任何伟人都是由一个平凡的人成长起来的，是一步一个脚印走上去的，那正是他们闪光的一面。所有平凡中的闪光点集结起来，就成了伟大。所以，我们要先踏实地做一个平凡人，内外兼修，这样，我们身上的闪光点才会越来越多，我们的人生才会越来越精彩——因为，一点光足够让你醒目！

不可能？别提

湖南省武冈市周周：我是一名活泼好动、兴趣广泛的女孩。很多事情，大家都说不可能的时候，我却有许多想法，甚至能弄出一个小发明。我坚信"不怕做不到，就怕想不到"。

心结"尘"解：有志者，事竟成。姐姐非常欣赏你！无论做什么事情，兴趣是特别重要的。有了兴趣，就会更投入、更用心地去对待。你如果有了精彩的小点子和其他与众不同的想法，只要不是坏事，为什么不可以一试锋芒？姐姐也有一句"名言"，与你共勉："相信自己，没错的；对了，便是完美！"

无助的我该怎么面对未来

广西壮族自治区贵港市晓芳：姐姐，我好烦。没有人可以领会我的无助，面对未来我该怎么办？

心结"尘"解："少年不识愁滋味……为赋新词强说愁。"多愁善感，正是十几岁的孩子特别是女孩最易出现的情绪。姐姐不知你究竟遇到了什么样的困难，但从你的话中判断，其实更多的还在于你的性格。你性格中的"忧虑"成分太多。姐姐读中学时也曾经被同学称为"林妹妹"，总喜欢沉浸在自己的情绪中，难以自拔。更多的时候是不断地读诗，读散文，对那些有着淡淡伤感格调的更是着迷。但是有一天忽然醒悟过来，似是一夜间长大。于是及时转换自己的心灵走向。"非淡泊无以明志，非宁静无以致远"成了我调节自我心态的良方。走过这段心灵误区后才发现，其实，前面的路还很宽很宽……

难道我就这么笨

湖南省长沙市小吴：我这段时间做什么都静不下心来，我也想静心静意地做好要做的事。可无论我怎么努力，也无法集中注意力，难道我就这么笨吗？

心结"尘"解：先给你讲一个我自己的故事吧。两个月之前，我莫名地失眠了，整个人处于一种几欲疯狂的状态，头痛欲裂。数数、静坐……都不管用。最后，没办法，我打开了音乐盒，让贝多芬的《致爱丽丝》的旋律在耳边回荡，一遍又一遍……渐渐地，我的灵魂开始由浮躁而至宁静，那种恶魔般的疯狂一丝丝、一丝丝地从我心底退去，只感到整个肉体和灵魂好像从万劫不复的深渊一下子回到空灵澄澈的世界，我向我自己走来……此后，遇上有朋友告诉我"昨晚失眠了"时，我便会说："听听《致爱丽丝》吧，绝对可以治好你的失眠症。"要不，你也听听《致爱丽丝》吧，它应该可以帮助你静下心来，虽然你患的不是失眠症。然后，你就能专心地去做你所想做的事了。

我是不是没有出息

湖南省汉寿县睿睿：我刚进中学，想发愤学习，可总是觉得自己学不好。我是不是没有出息呀？

心结"尘"解：你有发愤学习的念头，说明你并不拒绝学习。可能是因为刚进中学，课程比小学有所增多，所以暂时有些不适应，无形中产生了恐惧心理，于是觉得没有信心。其实这是很正常的现象，任何事情都有一个适应的过程，你目前正是处在这一阶段。现在，你首先得学会摆脱"学不好"的念头，给自己信心。你要学会合理安排时间，为自己订一份非常详细的学习计划。然后，按照计划专心地去做。只要持之以恒地做下去，你就会学得很好。再说，有没有出息要从多方面来衡量，一个人只要做任何正当的事情都肯努力，一定会有出息。

让人悲痛万分的命运

湖南省安化县君红：我的妈妈是个失聪者，从我出生的那天起，爸爸就出走了，再也没回来。后来，我跟着妈妈在伯母家生活。那时，我们也算是幸福的。可是我刚满4个月时，被火烫伤了脸庞。不到一个月，妈妈又因失足，被水淹死了。从此，我成了真正的孤儿。是伯母收留我，教我做人的道理。但伯母家境况也很不好，她亲生的儿女都辍学挣钱去了。我一想到自己的命运，就悲痛万分。

心结"尘"解："祸不单行"这个词语太讨厌，怎么要在你身上寻找落脚点。像爸爸的无情，妈妈的逝去……这一切，对年少的你来说，是多么的残忍。但事物总有它的两面性，这或许正是上天想要考验你的意志力而给你的磨砺与锻炼的机会。事情既然已经发生，那就当它是一种幸运吧。在逆境中站立，在风雨中穿行，这才是强者！另外，你的伯母是个好人，遇上她真是你的幸运。她宁可让自己的孩子辍学谋生而送你上学，你更得好好珍惜这一来之不易的学习机会，用好成绩来回报她对你的爱。别难过，给自己一缕阳光吧，好好把握现在拥有的一切，让你的生命青翠欲滴！

农村孩子想学画画

湖南省新化县果辉：我很喜欢画画，也很想学习。可是我是农村孩子，不知道去哪儿学才好。请你告诉我好吗？

心结"尘"解：客观上来说，一般农村孩子比城市孩子的学习条件是要差一点，但《王冕学画》的故事你听过吧？你与他的条件相比，不知要好多少倍呢！老师固然重要，但成功还要靠自己。王冕之所以能成为著名的画家，靠的就是苦练啊！他可是以自然为师，完全靠的自学，而你，还有美术老师可以求助。兴趣是最好的老师，希望你保持足够的兴趣，并持之以恒地走下去，争取将来进美术院校深造，这样，一定会有成功的可能。

用"行动"去实现"心动"

湖南省涟源市红梅：我从小就想当一名音乐家，我想读完初中后，就到一所比较好的艺术学校去就读，或者读完高中后再去。可是我的胆子太小了，我没有勇气把我的想法告诉父母。我……唉！

心结"尘"解：你连将自己的想法告诉父母的勇气都没有，又怎么能有足够的勇气在大庭广众之下一展你的歌喉呢？不管什么时候，很多有价值的事情首先都是要拿出勇气去做的，这是你迈向成功的关键一步。心动不如行动，用"行动"去实现你的"心动"吧。

不知所措

吉林省长春市小琳：面临月考的紧张，加上爸妈的争吵，我不知所措，每天都带着忧郁入睡，连学习的信心也没有了，我的家庭什么时候才能和睦一点，我对学习的兴趣怎么才能更浓一点？

心结"尘"解：人的一生中，既有鲜花与荣耀，也难免有挫折与坎坷，一如大海的变幻莫测。所以要面对这一切，就必须敢为人生的搏浪者，勇敢地搏击一切艰难与困苦。你或许觉得，你现在遇上了多么大的痛苦。但是姐姐要对你说：这些都不算什么！爸妈的争吵，有时只不过是他们培养感情的一种方式，或者说只是他们的生活调味品而已，所以你不必太介意。适当的时候晓之以理，劝劝他们，相信他们一定能接受。同样，学习的兴趣也是可以培养的。你看，很多生活的道理都从学习中来，只有学习才使我们懂得更多，让我们学会思考，这是一件多么好的事啊。这样想想，你会慢慢爱上学习的，姐姐相信你！别再忧郁，心中唱首歌，带着微笑入梦！

我可以放弃吗

海南省琼山市"31号"：昨天，老师安排我当生活委员。我是个男生，真不想在众目睽睽之下，拿着一个篮子在同学们眼皮底下经过。姐姐，我可以放弃吗？

心结"尘"解：在我看来，这是一个很好的锻炼机会。首先，某些职位是没有性别限制的，只要用心去做，不管男女，都可以干得很出色。虽然在很多人看来，首相、总理的职位都不太适合女人去做，但素有"铁娘子"之称的撒切尔夫人和印度的甘地夫人，却在首相、总理的职位上干得有声有色，让全世界记住了她们的名字。生活委员虽不是什么大"官"，但它在学校生活中却不可或缺，千万别小看它。希望你不怕困难，敢于迎接挑战，记住：成大事者必先成小事！

想成为作家，现在投稿

海南省万宁市小李：读小学时，我就经常参加作文比赛，并且都取得了较好的成绩。虽然如此，但我知道还要继续努力，才有可能实现我的理想——成为一名优秀的作家。我现在想投稿，但不知道怎样将文章寄出去，姐姐你能告诉我具体的方法吗？

心结"尘"解：从你的来信看出你是个有思想、进取心也比较强的学生。是的，一个人光是树立了理想还不够，一定要在行动上一步步去实现，不怕失败、坚持不懈地走下去，这样，理想才有可能成为现实。至于投稿，你可以参考以下几种方式：邮寄（知道报刊编辑部准确的邮政编码和地址）；传真（知道报刊编辑部的传真号码）；电子邮件（直接发到报刊编辑部的电子信箱，这种方式最可靠）。当然还有论坛、微博、微信、QQ等（更快捷）。

着重规范自己的学习行为

湖南省新宁县婷婷：姐姐，我是个比较容易骄傲的女孩，每当取得一点点成绩就很满足。我知道这样不好，但不知怎么做，很希望得到你的帮助。

心结"尘"解：很多同学其实知道自己有这样那样的毛病，可就是找不到解决的办法。比如你，明知道骄傲会使人落后，却总是不能好好地"管"好自己。就学习来说，一个人应该着重规范自己的学习行为。因为无论多好的成绩都只能代表过去，理想还得靠你每时每刻的努力才有可能实现。你可以试试下面这个办法，或许可以治愈你的"毛病"。那就是将每次的成绩当作下一次奋斗的起点，将自己设置在"永远的起跑线"上，逼着自己不停地往前"跑"，毫不懈怠。只有这样，你才能不满足于现状而继续奋力拼搏；也只有这样，你才有可能取得更大的进步。

只会伤心，对自己简直恨之入骨

黑龙江省东宁县小苏：我刚刚升入中学，本来想把成绩提高一些，谁知这次的测试非常差劲。我虽然已经够伤心的了，但暗中还是鼓励自己，下次一定好好学习。可是母亲不理解我，她说："你瞧你，考那么点分，就不知道好好学！"我想，母亲如果说些安慰我的话，我一定会更加用心地学习。可是现在，我只会伤心，对自己简直恨之入骨。

心结"尘"解：从你的来信看，你虽然失败了还是愿意继续努力，说明你上进心比较强烈；被母亲说了，就"恨"自己无用，说明你有较强的自尊心。所以姐姐觉得你是个好孩子，很喜欢你哦。不过，既然学习，首先得有个端正的学习态度，同时要学会正确地对待别人的看法，不要被人家的意见轻易左右。如果是虽不中听但对自己有利的意见，就要学会积极接受，而不能消极应对，像自怨自艾特别是自暴自弃都是不健康的做法。比如母亲的话，你可

以这样去理解，她其实是懂得"鼓励比责备更能令孩子接受"的道理的，只不过她故意要用"激将"法来触动你，促使你进步，并不是有心骂你，不喜欢你。你如果因为她的话而失去自信心，那是心理承受能力较弱的表现。所以，你不如也幽默一点，干脆将计就计，与她较个劲儿：偏要好好学，做个真英雄！只要你努力了，不管结果怎样，都会问心无愧的。

❧ 一生很快就过去了 ❧

55■■■■■323@qq.com：我有一千一万个想法，可就是不想动，总想着人一辈子，有的是大把的时间，况且，单枪匹马也难成事。于是，磨呀磨、蹭呀蹭，到现在还没实现一件。

心结"尘"解：人生在世，时间短到似乎就那么一瞬。在这么短的时间里，如果你总是觉得这也不情那也不愿，那么一生很快就过去了，你想做的事情全部连影都没留下一个，留下来的只有悔恨与懊恼。有人说，勇敢过，才活过。不要在生命终结时，才发现自己从来没有活过。那么，从现在开始，至少要对一件事上上心，将它付诸实施吧。专注于一件简单的事情，说不定以后你能成为这方面的专家，或者获得相关领域的巨大成功。

❧ 世界确实不太好玩，在我们进入它之前 ❧

888■■■■■888@126.com：如果我说这世界其实没什么好玩的，你认为对吗，姐姐？

心结"尘"解：世界确实没什么好玩的，在我们进入它之前。如果敢于涉足海滩，或步入丛林，或登上高峰，或遨游海底与天空……无非是希望生活更好玩，希望它变得有意义，希望活得深刻，并汲取生命中所有的精华，以不辜负时光赋予自己来这世上走一趟的使命。

教你，也教我们

165■■■■22@qq.com：我好烦，前一阵不是太称心如意。这不是我想要的。姐姐，你说该怎么做，教我一招吧？

心结"尘"解：你再聪明，也不可能事事都看透；你再有智慧，也不可能人人都看懂；你再豁达，也不可能没有烦恼；你再淡泊，也不可能全无欲望。人生，哪能事事如意；生活，哪能样样顺心。总有一些人不被我们认同，总有一些事不由我们做主。因为善良，所以宽容；因为责任，所以承担；因为某种理由，所以妥协。教你，也教我们。

所谓醒目

256■■■■43@qq.com：谭星姐姐，我小学的时候吧，还算是个优秀的孩子，现在不知为什么，越来越普通了，没有一点过人之处了。我要醒目点，怎样才算醒目？

心结"尘"解：所谓醒目，譬如石砾中裸露的钻石，譬如思想闪烁光芒的行者，譬如处处优秀的执行者，譬如长期呆滞偶然冒尖的普通人……长期优秀的，散发出的迷人光芒自然不可遮挡；偶然脱颖而出的普通人，也极易令人刮目相看。

各种不同的平淡组成精彩

23■■■■73@qq.com：姐姐，平平淡淡的日子真没劲。日子不平淡不行吗？

心结"尘"解：生活中有5%是幸福，5%是痛苦，剩下的都是平淡。平淡的日子有花谢花开，有日升月落，有沧海桑田，有几点一线。各种不同的平淡汇成一种人生，这是何等精彩呀！

🦋 似乎还没准备好 🦋

53■■■■419@qq.com：姐，我写了些小说，现在不想坚持了。我习惯于手写，还没输进电脑里，不然的话，就请你帮我看一下。

心结"尘"解：你似乎还没准备好真正地去写作。试着坚持，强迫自己坚持一次试试，看是否能接着往下写。如果实在不想握笔，那就先搁置一下，过段时间再说。现在这段时间当然可以好好利用：把手稿输入到电脑里。说不定，弄着弄着，又会有欲望接着往下写了。

🦋 原点即起点 🦋

ha■■■■xi@126.com：让人生不那么无聊，难道那么难？

心结"尘"解：人生原本是一场漫长的对抗，你想笑在开始，还是赢在最终？让无聊变"有聊"，只需你多加沉淀，足够努力，便有希望改写命运的走向。记住，任何一个原点都可以作为我们的起点，都是适合我们去追逐的终点。

🦋 要不，你也试一试 🦋

34■■■■68@qq.com：姐姐，跟你说件事，别笑我哦。班主任想重新选班长，要求自荐。我想自荐，但我是个女生，怕别人不服我。你说我可以自荐吗？

心结"尘"解：歌德说，没有人事先了解自己到底有多大的力量，直到他试过以后才知道。要不，你也试一试？

进退两难怎么办

chi■■■■lui@126.com：姐姐，有件事让我进退两难，请帮帮我！

心结"尘"解：姐姐不知道你说的什么事让你这么为难。但可以想象，那一定是件意义重大的事。所谓"此事古难全"，指事情往往是难以做到十全十美的。在这种情况下，在尽量不伤害别人的情况下，要么选择对你最有益的，要么顺其自然吧。

时间能证明一切

2256■■■■3343@sina.com：当年我喜欢一位女歌手，别人还笑我。如今，7年过去，她不照样还那么红。时间能证明一切！

心结"尘"解：听你这话，她若现在不红了，就枉费你的喜欢了？你喜欢她和她现在照样红是两码事。你喜欢她没错，只要在这方面没做什么害人害己的事，没人有权利责难你；而她现在红也是她努力的结果，谁又能抹杀她作为一个选秀歌手所取得的成绩？这才是对"时间证明一切"的最佳诠释吧。

莫为虚荣去竞选

52file■■■■@126.com：姐姐，我喜欢听人们夸奖，所以想弄个班干部当当，就想去竞选班长。我爸却反对我当班长，说我连自己的事情都处理不好，还想着去管别人呢。这话我不服！

心结"尘"解：担任班长是需要具备一定的能力的，包括组织能力、领导能力、管理能力、协调能力等等。你确定你已经具备这些能力了吗？同时，摸一摸自己的心，问问你当班长到底是为了什么。如果是为了班级的进步，姐姐支持你勇敢地运用合理的方式去竞选。若是为了满足你的虚荣心，那么跟你爸的态度一样，姐姐坚决反对你去竞争！倒不如给别人一个机会，让班级变得更好，而不是在日后将班级搞得一塌糊涂的时候，成为众人的笑柄。

坚信"不怕做不到，就怕想不到"

yan■■■■baby@163.com：我是一名活泼好动、兴趣广泛的女孩。很多事情，大家都说不可能的时候，我却坚信"不怕做不到，就怕想不到"。

心结"尘"解：你兴趣广泛、笃定真实、敢想敢做，姐姐非常欣赏！值得注意的是，是否所有与众不同的想法都值得付诸实践呢？在行动之前，建议大家多考虑内在和外在条件，考虑得周全一点，一旦认定目标并付诸行动后，就要坚定不移地走下去。这样，"不怕做不到，就怕想不到"这句话实施的可能性才会更大。

这无聊的人生

"打不破的神话"：姐姐，我总是感觉人生特别无聊，我该怎么办？

心结"尘"解：无所事事，只想玩不想做功课，沉迷于上网和玩游戏……想想，人生是有些无聊，因为我们缺少人生的目标。就这么无聊下去吗？不要！让这无聊的人生，快乐、幸福一点；让这毫无意义的人生，变得有意义起来。怎么做呢？给自己确立一个目标，然后努力争取实现。

谈点儿"小理想"

axl■■■■321@126.com：大家在一起，总有人说以后要当科学家、政治家或明星。而我，只想做个普普通通的人，有份普普通通的工作，有个普普通通的家。跟他们的远大理想相比，我的理想太小了。所以，我常常不跟他们谈理想。

心结"尘"解：生活是千面的，职业也是千面的，每种职业都有人在做。志存高远的，若能如愿以偿，是非常可喜的事，因为他终于成为自己所钟爱职业中的一员；若不能如愿，同样会去从事别的职业，说不定会做得很优秀。而心中只有普通"小理想"的，只要脚踏实地、一步一个脚印地去做，最终也有成为佼佼者的可能。即使将来只是个平凡人，又有什么关系呢？因为"不普通"的毕竟只是少数，能把"普通"顺利地进行下去，也非常值得庆幸了。所以，理想大与小都没关系，放肆地去谈吧！

黑暗的前面是光明

K36■■■522@126.com：最近，困难就像一块巨石，又像一座大山，压得我喘不过气来，动弹不得。以前我可是非常活泼、非常快乐的啊！生活会这样黑暗下去吗？

心结"尘"解：黑暗往往躲在光明的背后。只要探出头，光明就在眼前。一个强者，是会勇敢地去进行那一"探"的，因为他明白，生活的涤荡只会让人变得更自信、更坚强。加油，乐观地对待困难。相信自己，你完全有足够的潜能去超越极限，克服压在身上的困难！

不只是一首歌

y2███52@126.com：“他说风雨中，这点痛算什么，擦干泪，不要怕，至少我们还有梦。”叔叔在我遭遇挫折的时候，唱这首《水手》给我听。他说，这首歌曾经鼓舞了很多人。是这样吗？

心结"尘"解：没错。这首歌的演唱者名叫郑智化，是一位残障人士。这首歌既唱出了他的心声，也唱出了和他一样面对生活的拦路虎依然微笑前行的人们的心声。同时，他也通过歌声传递给人们一种不屈的精神和奋发向上的力量。在20世纪90年代，这首歌更是一种精神的代名词。它像一缕和煦的春风，让许多身处逆境的人变得乐观，变得更自信、更坚强。

真的能顶一个诸葛亮吗

luyy███abc@126.com："三个臭皮匠，顶一个诸葛亮。"大家都这么说。姐姐，三个臭皮匠真的能顶一个诸葛亮吗？

心结"尘"解：这句话说的是集体智慧用处很大。不过，如果那些臭皮匠足智多谋，估计一个就能对付诸葛亮；如果那些臭皮匠都是些没什么想法的人，估计三百个也别在诸葛亮面前站。其实这句话属于讹传，并非什么臭皮匠与诸葛亮有瓜葛，二者是八竿子打不着。实际上是指三个"丑裨将"。裨将就是副将，是在军中协助主帅的。传来传去被说成"臭皮匠"了，后来人都是将错就错。

别人的理想是别人的理想

ai███qi@126.com：我们班的小鹏说，他长大了想当科学家。我觉得他好高骛远，劝他打消这个念头。他说我不理解他，也不支持他，有几天不理我了。

　　心结"尘"解：我倒不认为他的理想有什么不现实，有什么好高骛远的，反倒觉得他志存高远。只要向着这个目标奋斗，将来当个科学家绝不是没有可能。你的理想肯定不是当科学家，跟他的当然不同。我承认，你的理想是你的理想，但不一定是适合他去努力的。所以，请接受一点：别人的理想是别人的理想，也不一定是适合你去努力的。反过来说，不适合你的不一定不适合别人去努力。那么，请理解并支持他吧！

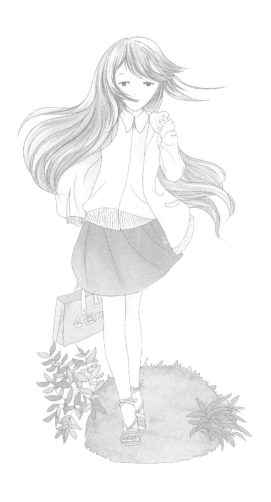

分别时，你说了什么

　　30年前，他们因住院相识，并成为好友，常常一起偷偷在深夜溜出去滑冰。当时两人都籍籍无名。病好分别时，其中一个说："10年后咱们还来这里滑冰，看谁有出息！"18年后，两人因同为北京市首届十大杰出青年候选人，再次相逢。此时，当年说话的人成了著名歌唱家，另一个则成为鼎鼎有名的童话大王。他们的名字分别叫阎维文和郑渊洁。

　　10年后看谁有出息！这句话又何尝不是此后两人奋斗的动力？在人生的征途上，他们披星戴月，风雨舟车，向着自己既定的目标迈进，当他们功成名就终于重逢的那一刻，那种穿越时空隧道的感觉，只有他们自己才深知其味。这句话实则是一种对未来的美好设想。郑渊洁曾就此事说过："试着说说这句话，没准你就真有出息了。"他告诉我们，"一语中的"的情况完全有可能发生，关键是看你的行动是不是按照你的"设想"去努力。

　　记得和朋友分别时，你说了什么吗？

从冰点到沸点

1900年11月8日，美国亚特兰大市的一个律师家庭诞生了一个可爱的女孩。女孩很小的时候，时常听到父亲同朋友谈论著名的南北战争。这在她的心中烙下了深深的印迹。

女孩长大后当了一名记者。1926年，一次意外的车祸使她的脚部不幸受了伤。辞职在家休养时，她在丈夫的劝说下，决定创作一部长篇小说。南北战争成了她首选的小说背景，她当记者时搜集到的大量资料和她本人早年的爱情纠葛则成了小说创作时不可多得的素材。她全心投入到创作中，不知不觉间，10年过去了。10年中，她的小说数易其稿，到1936年，终于正式出版了这部名叫《飘》的长篇小说。小说一经问世便很快风靡全世界，她也随之成为家喻户晓的人物。她，便是美国著名作家玛格丽特·米切尔。1937年，《飘》荣获了普利策奖和美国出版商协会奖。1939年，由该著改编的电影《乱世佳人》问世，很快便荣获第12届奥斯卡最佳影片等7项大奖。

人生中难免会遭遇到挫折与失败，但是，如果你是个有心人，在遭遇非难时不气馁，不抱怨，能够沉着应对，变压力为动力，那么即使处在人生的冰点，你同样可以将自己的潜能尽情地挖掘并展示出来，从而让自己的人生如同达到沸点的开水，生动无比。从冰点到沸点，全在你自己的掌控之中。

怀揣梦想上路

　　中央电视台综艺频道《朋友》栏目曾经播出一档"青春特辑"，节目主题为"将梦想进行到底"，介绍了国内青春型歌舞组合"中国辣妹"的奋斗故事。"中国辣妹"自组合成立以来，4人团结在一起，走过了一段别人无法想象的艰辛历程。她们当初走入社会时，除了怀揣踏入音乐圣殿的梦想，几乎是一无所有。她们自己创作、编排、制作了一台音乐剧《上海故事》，从舞美、灯光、服装设计到配器，全部由她们4人共同完成。其中辛苦，只有她们自己才能体会。可是她们并没有退缩，她们的人生字典里，根本没有"放弃"这个词。在努力的过程中，一遇到困难，她们就合唱自己的原创歌曲《我发誓》——4颗心因此而紧紧连在一起。就这样，《上海故事》取得了空前成功，她们也因此一举成名。此后，她们一直在奋斗。直到今天，她们仍然为实现梦想而不停地追求着……

　　怀揣梦想上路。在漫漫的人生长路中，我们要有美丽的梦想和美好的理想，同时还要尽自己最大的努力为梦想而奋斗，为理想而奋斗。这样，我们的人生才会更有意义。无论何时何地，我们都不要忘了对自己说：我要将梦想进行到底！

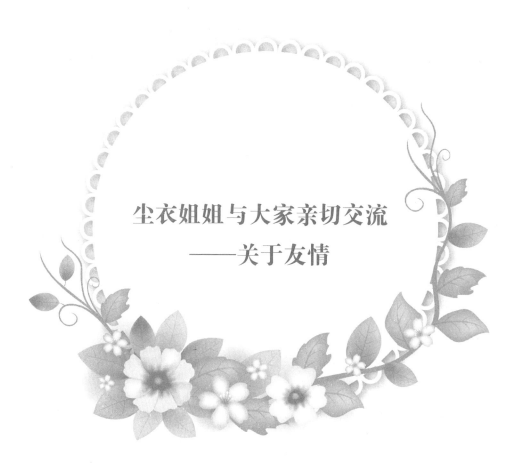

尘衣姐姐与大家亲切交流
——关于友情

别以为我只会拣好听的话说

山东省青岛市黎黎：我是个高二女孩，学习勤奋，热情大方，自认为各方面还不错。不过，我有个毛病，就是受不了别人的气，尤其是老师的气。可气的是，我的班主任恰恰就是一个处处和我作对的人。有一次班里组织晚会，宣布参演人员名单时，他将我的名字放在最后念出："'无名英雄'，你！"然后用手指着我。为此，我整整偷哭了一个上午。中午，我也待在教室，连食堂都没有去。正在肚子不争气地闹得慌时，却见班主任提着一个保温饭盒进来，放在我的桌上，然后打开，那里面两个荷包蛋色泽如此金黄……唉，想起这些，我开始的怨气都不知飞到哪里去了。

心结"尘"解：听了你的叙述，觉得你这样受不了别人的气，叫姐姐都有些为难起来。不过，既然为你解答，还是请你思想有所准备——别以为我只会拣好听的话说哦。正如你所说的，"自认为各方面还不错"，这种自我评判，有可能会引起你潜意识里的"自我意识"在无形中膨胀。你会将自己当成"太阳"，总以为别人给你的就应该都是笑脸，哪里容得谁说一声不好呢？所以，当老师没有将你捧成太阳时，你便认为受了气；当老师的笑脸和鲜花减少时，你便感觉一切都失去了光彩。然后，你还有一些唯我独尊的思想也在左右着你的判断，你觉得别人的想法就应该与你的想法一样。接下来便不知不觉误入"疑人偷斧"的误区，怎么看怎么像是老师对你态度太差。在弄清这些原因后，就不难找到解决的方法了。第一，学会正确对待自己与他人。一分为二、实事求是地看待包括老师在内的所有人，以及你自己。既不扩大也不缩小自己与他人的优点与缺点。第二，学会换位思考。假如我站在老师的角度上，我会怎么做？是不是也是因为"热情大方"，老师才与你开玩笑？第三，给自己一些积极的自我暗示。老师不是给你送饭来了吗？你多想想他对你的好，就会从老师身上感受到更多的温暖。第四，主动与老师多多交流，诚恳而谦虚地说出自己的想法，相信老师与你的心会拉得更近。

是否想过不借助老师的力量

湖南省株洲市晓骞：去年我被老师"任命"为纪律委员，我勤恳地把一切违纪的事全记下来了，星期五交到了老师的手上。可是，没想到我的一片忠心却遭到了同学的唾骂，甚至还有同学堵在路上打我。换新班主任后，评选"最差学生"，全班竟然只有两位同学没投我的票。

心结"尘"解：从你的来信可以看出，你爱你们的班级，这是多么可贵啊。不过呢，你虽然全心扑在工作上，可有些同学不理解你，故意让你难堪。如果找原因的话，想一下，你的方法也有些欠缺呢。你是否想过不借助老师的力量，而靠你自己把问题解决呢？比如你可以找他谈心，就说你们都是这个班集体中的一员，都应该为班集体争荣誉……这样既可以加深你和同学间的友谊，又可以证明你的能力。总之，你是因为缺少与同学的交流，才引起了大家的反感，从而也让你受了这么多的委屈。所以，在碰到不同的情况时，要多考虑不同的解决方法，尽可能达到最好的效果。你觉得呢？

请一定要提醒他公私分明

黑龙江省牡丹江市张章：我最好的朋友当上班长后，再不像以前一样随和了，甚至对我这个好朋友都呼来喝去。这个家伙，怎么越来越讨厌了呢？

心结"尘"解：作为班长，有时候在处理公事时当然需要有一定的魄力，更需要大家特别是你的理解与支持，因为他是你最好的朋友嘛。但是，如果私底下他仍然摆出一副"领导"的架子，那会让人从心里产生隔阂感，甚至不知不觉地远离他。如果你不想去这份友情，请一定要提醒他。这样，受益的不只是你一个人。

也许是为了追求一种个性吧

tan■■■■qu@163.com：姐姐，我有一个很好的朋友，别的什么都好，只有一个毛病，就是字写得太小太潦草了，就算拿个放大镜来看，也很难看明白他写的是什么。有一次，我说他把字母u写成了a，他说我写的就是u啊。我听了哭笑不得。劝了多次他就是不改，还说什么"习惯成自然"，真是气死我了。

心结"尘"解：你的朋友有你这样真诚关心他的朋友，姐姐真替他高兴，相信他会也视你为知己。至于他把字写得"太小太潦草"，也许是为了追求一种个性吧，这个时候他可能完全不理解你的"恨铁不成钢"的心情啊。没关系，既然口头劝说无效，那你就以实际行动来"对付"他：第一，可能的话，给他买本字帖，监督他每天一丝不苟地习字至少半个小时。这样，不出一个月，他就会形成习惯，然后"习惯成自然"！第二，"威胁"他，说倘若屡教不改，你就把他的"作品"张贴出去。不过，这第二点是一招有损他"光辉形象"的杀手锏，不到万不得已时你可千万别用，切记，切记！

你看一块橡皮是多么的小啊

云南省蒙自县魏丹：最近我总是心事重重，因为我的一位同学处处与我为敌。那天我们每人买了一块同样的橡皮，第二天，我的便不见了，无意中发现在她的文具盒里。当我问她时，她却说是我拿了她的，还要我陪，并随手将我的扔出窗外。碰上这样的同学，我该怎么办？

心结"尘"解：你得找出她这样对你的根本原因。是不是你曾经伤害过她，哪怕是无意？或许是你比她优秀，她在忌妒你？还是你同别的同学关系要比和她好，而她又希望和你做更好的朋友？……总之，她这样做一定是有原因的。你不妨试着去真诚地找她交流一下，心平气和地问她为什么要这样对待你和你们之间的这份同学情谊？你看一块橡皮是多么的小啊，它值得你们为了它而伤害一份纯真的友谊吗？不值！胸怀宽广，才能坦荡地面对一切，不要为了一点小事而心事重重，否则你会很累的。相信你能找到问题的症结所在，并与她成为好朋友。

离开集体不可能

陕西省绥德县倩倩：刚进初中时，我一直很快乐。可后来不知为什么，同学们一见我就翻白眼，有几个女同学更是做出古怪的样子。我的自尊心一点点消失，成绩也下降了。我想独来独往，姐姐，这样行吗？

心结"尘"解：一个人要离开他所在的集体而独自存在，这几乎是不可能的。生活在同一个集体中，大家应该互相关心，互相爱护，同学们这样对你，是非常不对的。当然，你也要从一点一滴做起，慢慢改变他们对你的看法，尽量与他们相处融洽些。同时也要自尊自爱，何必要太在乎什么呢？倘若因此而影响到你的成绩，便更不应该了。听姐姐的话，快乐起来！

羡慕你有这样一位知己

湖南省长沙市晓迎：有一次，我亲耳听见一个平时很要好的朋友跟别人说我的坏话，没想到他还会这样人前一套，背后一套。我现在都不敢再去交朋友了。请帮帮我，姐姐！

心结"尘"解：恭喜你！我很羡慕你有这样一位知己，他对你的坏处那么了解。有则改之，无则加勉吧。另外，一片森林至少比一棵树强吧，总不能为了一棵树而放弃一片森林。

少钻牛角尖儿

湖北省宜昌市李川：因为受过一次打击，原本开朗大方的我一下子变得沉闷起来，甚至会无缘无故发脾气，很多要好的朋友都离我而去。我也意识到我从前的做法是多么的愚蠢。可是，我真的不知从何做起才能重新回到朋友们中间去？

心结"尘"解：受过打击，然后性格由开朗而变得沉闷甚至暴烈，这是一个过渡时期。在这期间，每个人的对待方法不尽相同。有的人坚强，会笑着面对一切，加上身边亲友的鼓励，很容易挺过去。而有的人心理承受能力相对弱一些，会经受不住打击而越来越自暴自弃。这时即使有好朋友的开导、帮助，他仍然会一味地朝着自己所想的方向发展下去，也就是俗话所说的"钻牛角尖儿"。这样下去，只会伤了别人也将自己伤得更深。你现在就处于后一种情况。别难过，鼓起勇气，努力将自己融进同学中间去。比如他们做游戏时，你试着说一声"我可以参加吗"；比如同学有困难时，你主动问一声"我可以帮你吗"……总之，主动一点，相信同学们会一如既往地接纳你的。祝你快乐！

再好的朋友也会有不相见的时候

湖南省益阳市小越：我有个最好的朋友，不在我们学校上学。如果几天不见她，我就像丢了魂似的，坐立不安。

心结"尘"解：能够拥有好朋友是一件非常幸福的事情，值得我们去珍惜。可是你现在的情况，已经不仅仅是珍惜，而是一种依赖，它有可能影响你很多事情。你想想，毕竟我们每个人都是独立存在的个体，每个人的生活习惯不可能完全一样，怎么能时时刻刻都在一起？所以再好的朋友也会有不相见的时候。只要心灵相通，身体分开一阵又有什么不好呢？说不定因为有一些离别，思念才会更浓。另外，你在与她分开的日子，不妨多做些有意义的事情来填补没有她的时间，比如看书、运动等，这样，当你精神抖擞地与她重逢时，你们的关系一定会更加亲密。

遇到刻薄之人贬损

湖南省衡山县张蕊：一位本来要好的同学忽然对别人说我考试只有三十几分（其实我从来没考过这么差的成绩），她还说我不像个女生，喜欢和男孩交往（其实我也只是和一两个男同学讨论过几次数学题而已）。姐姐，我现在的心情真的好差，好烦。

心结"尘"解：如果你没有亲耳听到那位同学对你说那些话，请不要去相信，也不必在乎。宽容一点，当作什么事也没发生就行。如果你亲耳听到过，而且这样的话在同学中愈传愈烈，我建议你正面跟她谈谈，说她这样已经伤害了你的自尊，也伤害了你们的友谊，这不是你希望看到的结果。倘若她仍然不予理睬，继续这样的传言，那么，你有必要告诉老师，请老师加以制止。

真正的好朋友愿意互相帮助

湖南省永兴县陈晨：最近，我发现我的一个好朋友处处与我作对，生怕我的成绩比她的好，真自私。姐姐，你说我要不要与她绝交？

心结"尘"解：真正的好朋友是愿意互相帮助、齐头并进的，而不是对方比自己好时就心有不甘，那绝不是朋友间应有的做法。所以于你来说，既然与她是好朋友，"绝交"应该不是你首先要考虑的问题，我认为你得想想自己应该怎么去做才是。比如你可以视你们之间成绩的差距大小，尽力去帮助她，使她的成绩赶上来。有了你的真诚相助，相信她会非常感激的。同时，你无私的行为也会潜移默化地影响她的思想与行动，自然而然地，她就会改变原有的心态，而愿意与你倾心相处了。

当你遭遇困难挫折时有一双伸过来的手

江苏省如东县云云：为什么我想找一个真心朋友总那么难？为什么大家都那么虚伪，不说真心话？

心结"尘"解：我在一个班上做过一次调查，其中有3/4的同学说其他同学太虚伪。这是不是有些奇怪呢？既然大家都说别人虚伪，那么到底是谁虚伪？如果虚伪就是不肯说心里话，那么你自己呢？自己的心里话不愿意讲给别人听，别人自然也不会把心里话都讲给你听了。所以，首先拨响自己的心弦，才会遇知音啊。另一方面，就是再真心的朋友也需要一个独自享用的空间。大家心里留一方自己的天地，并不妨碍彼此成为真心朋友。当你遭遇困难挫折时有一双伸过来的手，你就已经拥有最真心的朋友了。

面对一个现实的人

河北省唐山市小蓉：以前在网上，我什么话都可以与一位网友说。这次见面后，我却再不想对她说什么。这是为什么？

心结"尘"解：以前她的形象是虚拟的，你甚至在潜意识中将她当成另一个"我"来倾诉。而一旦见面后，她便还原为现实，让你失去先前那种神秘感。面对一个现实的人，有时更容易产生一定的距离感，当然再难如原来一般无拘无束。这没什么，顺其自然吧。还有，不要总是将心思用在网络聊天上哦。

友谊的"混凝土"

湖南省常宁市芳荣：我常常借钱给一位朋友，他和我玩得很好。可是这一次，我没有给他钱，他便几天不和我玩。难道他是为了我的钱才跟我玩吗？

心结"尘"解：友谊的桥梁并非靠金钱来垒就，而是由信任、真诚、不计得失等交融在一起的"混凝土"筑成。一旦友情到了靠金钱来维系的程度时，那样的友谊已经发生了质的改变，决不是可以信赖的纯正的友谊。所以你与人交往时，不要以小恩小惠去打动人，而要以一颗真诚的心赢来朋友发自内心的感动。这样，你们之间的友谊才会牢固而持久。至于像你说的，朋友在你不给他钱时就不与你玩，或许并不如你所想呢？也许他正遇上了某些棘手的事情而疏于与你交往吧，那就真诚地伸出你的关爱之手，帮他渡过难关。或者再耐心地等等看。如果情况一直糟糕下去，他仍然对你不理不睬，我想，便极有可能是因为接受你的给予在他看来已经成为习惯，金钱同样被他当成了你们感情的筹码。这样的朋友，去或留，或者说找到其他更好的方法比如抛开金钱的诱惑来挽救，你看着办。

对很多握在手心的幸福来不及珍视

湖南省长沙市阿黎：姐姐，曾经有一个机会摆在我面前，可是我没有好好珍惜，那就是我最要好的朋友曾送我一支笔，我当时不知为什么，连"谢谢"都没有跟他说。现在，他转到外地上学去了，临走时，我正好同爸爸去医院，也没能送他一程。姐姐，我要怎样才能让自己不这么难过？

心结"尘"解：通常，由于这样那样的原因，我们对很多握在手心的幸福来不及珍视，甚至干脆视而不见，直到它们像时间一样逝去，我们才痛哭流涕。有的东西一旦失去是无法挽回的，有时如果方法得当，或许可以一如从前。你不要太难过，可以打听到他的地址、电话或者电子邮箱，然后跟他联系，告诉他你最想对他说出的话。

如果他同样看重友谊

辽宁省沈阳市小宇：我有个朋友以前表现还不错，就是最近很不听话，总是把老师的话当耳边风。还跟我说，他爸妈不像人。我想帮他，姐姐，有什么好方法呢？

心结"尘"解：常常收到这样的提问。想帮助同学，却无从下手。有的甚至帮着帮着，导致更坏的结果，也就是我们所说的"帮倒忙"。在我们所熟知的故事"割席绝交"中，管宁因为华歆不爱读书只重名利而与他绝交。如果你与你那位朋友肝胆相照，姐姐觉得，你应该把这个故事讲给他听，让他明白他最近行为的种种弊端。必要时，你对他说明，你也会学管宁。如果他同样看重友谊，就会懂得你对他的帮助是多么的真心，相信他从此会发愤图强的。

情感怎样才会依然如昨

河北省石家庄市朱珠：姐姐，我和一个朋友分开7年了。以前形影不离，现在再见到时，竟然都很陌生，再也找不到以前那种亲密无间的感觉了。这是为什么啊？

心结"尘"解：可以说，是时间在操纵一切。分开7年，对于你俩来说，或多或少都应该有些变化的，不可能还和7年前的你们一模一样，所以，你们的情感也会跟着发生一些微妙的变化。这是正常的。只要你们拿出彼此的真诚，用心相处一段时间，相信你们的情感会依然如故，甚至会进一步升华，比以前更融洽。

我没有时间讨厌你

35■■■■83@qq.com：谭星姐姐，我们班有个同学，特别烦人。无论你说什么话，他总是一副不屑一顾的样子。他总是在讨厌别人，难道不知道我们同样也会讨厌他吗？

心结"尘"解：我们的青春不应该是用来讨厌谁，因为这会花去我们大量的时间。时间多宝贵啊，我们要用它来成长。香奈尔女士说得好：我没有时间来讨厌你。

🌸 如果终究无缘，那就相信安排 🌸

360■■■■008@126.com：我有个朋友，我们曾经非常要好。可是后来，发生了一件事，两人之间出现了裂缝。无论怎样修补，都无可挽回，更别说回到亲密无间的从前了。我该怎么办呢，好姐姐？

心结"尘"解：你做了一切的挽留，却仍然回不到过去，替你难过。我只能说，可能有些缘分，似乎仅止于此，再无法向前一步。那么，放了对方也放了自己吧，或许这对你们来说，才不那么累，才是最好的解脱。有句话说，上天让你放弃和等待，是为了给你更好的那个。是的，一切都是最好的安排。

🌸 谁才是你的最佳损友 🌸

53■■■■292@qq.com：总觉得损友并不是指坏朋友。那什么样的才算最佳损友呢？

心结"尘"解：既然有个"最佳"，自然主要指其好的一面。也就是说，虽然喜欢笑你骂你甚至偶尔给你一拳，但目的都是改变你的坏习惯，以一种更能引起你注意的方式来达到他为你好的目的。这样的朋友，无疑是不可多得的珍宝。他们在你身边，用真心来守护你，用幽默来提醒你，甚至用刁难来监督你。所以，希望你也对他们真诚相待。

不必把太多人，请进生命里

69■■■■2@qq.com：姐姐，先谢谢你，再来提出我的问题。很多人捉摸不定，这是为什么？你对他那么好，他还是糟践你的付出。我想不对人好了，这样行得通吗？

心结"尘"解：是会有这样的过程，特别让人痛苦，对吧？有人说，不必把太多人，请进生命里。若他们进入你的内心，反而会把你的生命搅扰得拥挤不堪。来来往往的行人，不过是生命中的游客，越热闹越冷清。生命无须过多陪衬，需要的仅是一种陪伴。那些对你的好总是视而不见甚至糟践你的付出的人，你的尊重有时反被其视为一种负担，甚或侮辱。所以，学着去在乎那些懂得你的人，去在乎那些在乎你的人。

不搞小集团

48■■■■25@qq.com：阿彩、阿桂是我的好朋友，她俩人很好。但阿彩看不得我或阿桂跟别人好，她会刁难接近我或阿桂身边的人，别人因此都不爱跟我和阿桂玩了。更离谱的是，她几乎每时每刻都会在意我和阿桂的行踪，让我们有种不自由的感觉。在别人眼里，我们仨不是亲如姐妹，而是一个攻不破的小集团。

心结"尘"解：如果阿彩能看到这期杂志，姐姐想提醒她：友情不是用来独自霸占的，而是可以分享的。大家在一个班集体中，低头不见抬头见，有很多共处的机会，不可能楚汉分明。搞小集团只会让人家疏远你们，也极不利于你们身心的健康发展。

看来这事要黄了

kLf██████ed@126.com：我跟闺密闹矛盾了。我和她一起参加一个节目，但我要这样，她要那样，总是想不到一块去。看来这事要黄了。

心结"尘"解：理解你的感受。凡事好商量，实在商量不来，那便退一步，看看人家的方法是否可行——让人三分不是弱嘛。对吧？哪怕别人的确是错了，你让一步，自己要少生多少气呀，实在是犯不着拿别人的不是来惩罚自己。

唉，他俩

26██████44@qq.com：一个朋友说话时老是喜欢盯着我看，另一个朋友说话时从来不看我。姐姐，你说奇怪不奇怪？

心结"尘"解：两个朋友的习惯不同而已。从心理学上分析，似乎前面那个朋友的方式，显得很真诚。但是，我们也不能说后面那位朋友就很假，或许只是他生性害羞，不然你也不会和他相处得那么久。

好东西和他们分享

33██████92@qq.com：同学们似乎每天都在竞赛，学习生活很紧张。有时候，去问同学题目，有的还不愿意给人讲解。耳濡目染，搞得我现在也不愿意跟别人分享一些东西了。

心结"尘"解：明知别人不对，还去模仿，说不过去呀。好东西不妨和别人分享，比如好的学习方法，等等。送人玫瑰，手有余香嘛。对吧？

如果真有那么在乎她

60■■■■2@qq.com：最近和朋友闹别扭了。我不是那种很主动的人。我和她都很倔强，大家都不想这样，可谁都没先开口。难道要一直这样下去？

心结"尘"解：如果真有那么在乎她，想接近却又觉得不好意思，不如玩一下小动作：比如故意掉支笔在她脚下，然后装着去捡，拨一下她的脚，说："不好意思，我捡一下笔。"自然而然，这口就开了。当然，也可以寻些别的借口，自然就好。或者，就那么大胆一次，放下面子一次，直接跟她交流，只要能消除芥蒂即可。

幸福会再次降临

an■■■■le@sina.com：我的一位好朋友不幸离开了我，我因此失去了一份非常宝贵的友谊。每当想起他，我心里就好难过。跟他在一起，非常快乐、幸福。以后不会再有这样的日子了。

心结"尘"解：你的悲伤让姐姐心疼。失去好友的确是不幸的，但你要乐观一点。要知道，你所说的"以后"是段很长的人生路，你要好好地走下去，这样才能让在天堂一直关注着你的朋友放心。所以，去学着接纳身边其他关心你亲近你的人，真诚地与他们为友吧。要相信，你一定会赢来一份或很多份同样真挚的友情，幸福一定会再次降临。

给友谊一个"发酵期"

33■■■■yiyi@sohu.com：跟一个朋友掰了。其实以前关系真的不错。唉，我们的过往，想到就心酸。

心结"尘"解：自酿葡萄酒时，要将葡萄放在容器里20天以上，这叫发酵。这样酿出来的葡萄酒才会甜美甘醇。现在你正在心酸，对，是失去友谊引起的。估计这种感觉会持续一段时间。那么，将这段时间当作友谊的"发酵期"，利用它思考一下：朋友值得你留恋吗？他最值得你留恋的是什么？你有值得他留恋的地方吗？怎样才能跟他重修旧好？若能与他和睦如初，想想，你们的友情怎样才能历久弥新？你们的"友谊之酒"如何才能越酿越甜美，越品越甘醇？

姐姐我要多向你倾诉

湖南省龙山县芸芸：姐姐，你的邮寄地址为什么不写在书上呢？很多喜欢姐姐的同学会因为找不到你的地址而失去向你倾诉的机会。真遗憾！

心结"尘"解：呵呵，有你的关注和提醒，姐姐很高兴。谢谢！同学们知道吗？方便上网的同学，如果想以更快的速度跟我"亲密接触"，那就发e-mail给我吧。当然，直接在微博或微信上"@尘衣"更快！

班长如何管理带刀来校的同学

xw■■■■xa@163.com：最近，由于经常受到别人骚扰，我们班的一位同学将弹簧刀带到学校来，说是用来防身。不光是他，还有两位同学也带了几把锋利的水果刀来扮酷。作为班长，我想我有必要管管这事。可是，虽然我知道他们的做法不好，却不知道该以怎样的理由来说服他们。姐姐能帮帮我吗？

心结"尘"解：《中华人民共和国预防未成年人犯罪法》第14条规定，未成年人的父母或其他监护人和学校应当教育未成年人不得有以下行为：……携带管制刀具；打架斗殴、辱骂他人……根据公安部《对部分刀具实行管制的暂行规定》，你的几位同学携带的属于管制刀具——显而易见，不管是出于什么目的，他们的行为都是违法的。按照《治安管理处罚条例》的规定，凡未经许可而佩带管制刀具者，处15日以下拘留、200元以下罚款或者警告。这是对成年公民的要求。而你的同学，正处于身心尚未完全发育成熟的青春期，对自己的行为还不具备完全的辨别和自我控制能力，会因一时冲动而酿成大错，所以随身携带刀具的危险性比成年人更大。作为班长，你可以一方面向老师反映同学的这种违法行为，请老师做出适当的处理；另一方面，要借助相关法律来帮助他们认识到自己的行为是错误的。懂得扮酷应该有分寸，不能触及法律的底线。至于那位想用刀防身的同学，你可以帮他将情况向校方反映，相信学校会采取有效措施来维护师生的人身安全的。

没有朋友怎么办

30■■■■■45@qq.com：想必大家都知道朋友的重要性。朋友可以在学习上和你互相讨论题目，使你进步；闲暇时与你聊天，寂寞时陪伴你，使你不感到孤单；生病了也会照顾你；放学后一起回家，一起做家庭作业……真的，有时晚上躺在床上感觉很冷清，心想有朋友就会不一样。可是我没有朋友，时常感到很孤单。姐姐，我能与你交朋友吗？

心结"尘"解：跟我做朋友自然是没有问题的，因为一直以来，我就是大家最信赖的朋友呀！但是远水解不了近渴，我和你相隔遥远，很多生活中的实际问题不可能及时帮你解决。不说别的，就拿你所向往的"生病了有人照顾、一起做家庭作业"来说吧，瞧，这些我可是鞭长莫及呀！所以，你还是要多跟身边的人做朋友。请记住，只要你真诚付出了，哪怕只有一个人愿意和你交往，也比做"孤家寡人"好。对吗？祝你早日遇知交！

我没告同学的状

湖南省邵阳市"千雪"：我的一个同学做了很多坏事。那天，我善意地当面指出他的不是，并没有在老师面前告他的状，他却怀疑我在老师面前打了小报告，整天黑着脸，不理我。难道是我错了吗？

心结"尘"解：错的不是你。当面说的怎么能叫"小报告"？如果他用心考虑一下，应该明白，实际上你是在暗示他注意自己的行为，对他暗中相助。而他现在不但不理解你的意思，反而黑着脸对你，说明他还在闹情绪。这不用去计较。让时间来证明一切吧。如果他继续做坏事，到时候，他一定会彻底明白"咎由自取"这4个字的含义的。当然，只要有百分之一的希望，我们就要做百分之百的努力。所以，我还是建议你再帮他一下，好好跟他谈谈，说明你的真实想法。这样，他也许会早一点明白，及时悬崖勒马。

想跟已闹翻的朋友和好

山东省潍坊市"可爱的鱼"：我跟一个朋友因为一件小事闹翻了，我想跟他和好，又不知怎么办。姐姐，你能帮帮我吗？

心结"尘"解：如果他熟知你的笔迹，那么给他一个信封，里面什么都不要装。如果他看到信封里空空如也，却仍然不回应你，那么你亲自去找他，奉上一沓厚厚的白纸，说："这回你就不必借口没有稿纸而不回信了。"如果你们之间有足够的默契，我想这招肯定管用。

她很自私，装得很乖巧

湖南省长沙市月儿：我有个同学，她是我的邻居。在我面前，她很自私，喜欢随便拿我的东西。但她在同学面前装得很乖巧，还在他们面前造谣中伤我。我该怎么办？

心结"尘"解：你和她本来是同学加邻居的关系，你们之间应该更亲近才是，但听你说来，她的表现并不能让人满意。是呀，生活中确实有些表里不一的人，在人前人后的表现是截然相反的。遇上这种人，也不是无计可施。你可以试着这样去做：第一，如果你有足够的精力，可以逢人就说，她实际上是一个怎样的人——但是这样做一则会浪费你的时间，二则会显得你没有风度，所以，我想你并不屑于这样去做吧？第二，对她的做法不加理会，让别人去发现她的缺点，她所有的谣言自然不攻自破——这可能也行不通，因为我发现你还是很关心她的，应该不会听之任之，是吧？所以，较为合适的应对方法，是第三个，即找个适当的机会提醒她，帮她改正缺点。如果担心面对面提出时会让她难堪，那就给她留言或发邮件，对她加以劝告。精诚所至，金石为开。不管什么时候，不管用什么方法，只要你是诚恳的，她又怎么会对你的真诚无动于衷呢？

难道朋友之间一定要吵架吗

23■■■■32@qq.com：姐姐，为什么我总是和朋友吵架呢？身边的同学也总是吵架。难道朋友之间就一定要吵架吗？

心结"尘"解：建议你在吵架前的一瞬间停顿一秒。这一停顿至关重要：它会让你的思维得以放缓，冲动得以暂停。那么这一秒究竟用来干什么？很简单，就用它来思考：吵还是不吵？这样一问，多半时候你会告诉自己：不吵。接下来，聪明的你会想出各种各样的方法来打消吵架的念头，心中的怒火自然会慢慢熄灭。试试吧，姐姐非常相信你的能力和毅力哦！

好像朋友不够多

好像朋友不够多。怎么办？

最流行的一个字：找；最流行的两个字：加油；最流行的3个字：找朋友；最流行的4个字：速找朋友；最流行的5个字：加油找朋友！

心情有时候特别舒畅，有时候特别不舒畅。让朋友总在你的视线范围内，一定常有人将你误认成弥勒。

"捉弄"一下朋友，偶一为之，让小小的"恶作剧"变成两个人心照不宣的快乐。

每一丝空气里都有朋友的味道，每一个角落里都能见到朋友的影子——这是你一生中最宝贵的财富。

被人误解？能辩则辩，千万别本来没你啥事，却让人以为你太有事了——可能这就是所谓的越描越黑吧。

结果不尽如人意？那，记得最后还有我，在忽远忽近的地方，等你。

万一（我是说万一）一百次努力过后，依然难以遂愿，那就一切随缘。

尘衣姐姐教你交友：友谊的"锁"，要靠心灵这把"钥匙"来打开

"有缘千里来相会，无缘对面不相逢。"施耐庵此言看似玄妙，读来却总觉得有一种消极的无可奈何的元素在内。其实人与人之间的交往，特别是友谊的磨砺，只要采取积极主动、宽容待人、平等相处等措施与方法，不论距离的远近，还是身份的异同，都会拥有"心有灵犀""他乡遇故知"的知心朋友。请记住：友谊的"锁"，要靠心灵这把"钥匙"来打开。

风中亮出自己的旗。采取主动，将"真诚"作为你最有分量的砝码，先将自己的心灵充分展示出来，让人觉得你是一个可以信赖、容易贴心的人。要相信，精诚所至，金石为开。

让理解与体谅如影随形。在友谊的行进过程中，难免会因为一些主观或客观的原因而产生一些误会。在这样的情形下，理解与体谅会是你最理智也最有效的交友工具。所以在任何时候，千万别让它们从你内心深处"失踪"。

让心灵永远与朋友站在同一起跑线上。有的同学在与老师或班干部打交道时，就显得手足无措，好像自己总是低人一等似的。也有的同学因为自己是班干部，在与老师及其他同学打交道时便是截然相反的两种态度：在老师面前低眉敛目，而在同学面前趾高气扬。像这样的心态都是不端正的。要解决这个问题，就得正视自己与他人，在心中引导自己：所有人在人格上都是平等的，不卑不亢，才能更客观、真实地获得真朋友。

相聚是一种缘分

我们的人生，其实就是一次次与他人的聚散离别，在这样的过程中成长、欢笑、痛苦……高中阶段跟老师和同学相聚的短短时间，可以说是非常值得珍惜的。在这个阶段，我们的性格与能力得到塑造、锤炼与升华。可也正因为这一阶段是我们性格形成的阶段，所以，在与老师、同学的交往中我们往往会显得手足无措，总是错过了一些值得珍惜的友谊。

心结"尘"解

江苏省扬州市小秋：我现在上高三，很快就要结束自己的高中生活，离开高中校园了。可我突然发现，近3年来，我连一个知心朋友都没有，我觉得自己做人很失败。整个高中阶段，我一直把自己的心紧紧锁在一个狭小的空间里，不想与同学有太多接触，更不愿和同学交流。我喜欢独自读一些诗歌与散文，写一点心灵感悟……如今，站在高中生活的尾巴上回首，我不明白，为什么这么大的校园里，竟然没有一个人对我敞开过心怀，而我也没有发现可以倾心交谈的朋友。姐姐，你说为什么经过3年的相处大家还像匆匆擦肩而过的陌生人？为什么我们都不愿用欣赏的眼光互相看上一眼？

尘衣姐姐：高中3年能有幸一起走过，这实在是一种难得的缘分。可如果走过后发现自己在其他同学的记忆里几乎没留下任何痕迹，那确实是件很悲哀的事情。到底是什么原因让本来应该亲密无间的同学一个个都像陌生人呢？一位当班主任的朋友给我讲了这样一件事情，她在一次主题班会上做了一个关于朋友的调查，被调查的56位同学中，有40位同学说找不到知心朋友。这个结果很让我惊讶。朋友，对我们每个人来说都有着很重要的意义，谁的生活里也不能没有朋友的相伴。可要交到真正的朋友，得靠双方付出真情与努力。高中生要改变缺少知心朋友的现状，就不能总沉浸在自己的世界里，不能整天给心缚上一层厚厚的茧。只有敞开心扉，才能让别人有机会听你说话，才可能有人愿意把心里话讲给你听。所以，请你先把微笑挂在脸上，让大家有个靠近的理由吧。也许多年以后，你关于高中生活的记忆里，会有更多美好的东西。

湖南省株洲市杰杰：前段时间，我和我的一个好朋友闹翻了，我心里很难受，可又没有人可以倾诉，姐姐，希望你能耐心地听听我的苦恼。事情是这样的，2004年元旦快到时，我们班准备举行一场元旦晚会。因为我是班长，要与班里的文娱委员商量整场晚会该怎么安排，所以就跟文娱委员接触多了。可我突然发现，班上有位女同学，也就是我原来的一个好朋友，不知为什么，现在总喜欢处处与我作对，还在背后说我与文娱委员的坏话。我真弄不明白，我们原本是好朋友啊，我不知道哪里得罪她了。有时被她奚落一顿后，真想与她绝交算了。怎么友谊都这么经不起考验呢？

尘衣姐姐：真正的好朋友无论何时何地，都应相互理解、共同进步，而不应因对方有所变化就心有不甘，无端猜测。从你这方面来说，既然曾经跟她是好朋友，你首先考虑的就不应是"绝不绝交"的问题，而应该考虑怎样去尽力挽回你们的友谊。可以这样想想：她是否有什么事情需要你的帮助，而你却因为筹备晚会而忽略了呢？也或许因为你们以前是好朋友，在一起的时间比较多，而现在你与文娱委员的交流要多一些，这难免会让她心里产生不平衡的感觉。不论是什么原因使她现在这样对待你，你都要心平气和地跟她谈一谈，给她一种"我们仍然是朋友"的感觉。相信有了你的真诚付出，她一定会理解你的。同时，你无私的行为也会潜移默化地影响她，使她改变不好的心态，重新与你友好相处。

四川省成都市小岩：我是个性格内向的人，好静而不善言辞，同学都说我"真是个深沉的人"，所以通常都对我"敬而远之"。可是最近班上有位男同学却一个劲儿地与我"套近乎"，想跟我交朋友。在我的印象中，他是个性格非常外向的人，活泼好动，爱说爱笑，有时候还像个长不大的小男孩。其实我心里很渴望有个知心朋友，可我担心，我们两个人性格相差那么多，有成为知心朋友的可能吗？所以到现在为止，我一直没有真正地把他当成好朋友，更没对他说过什么知心话。

尘衣姐姐：呵呵，性格不同的人成为好朋友的概率很高呢。据人际关系心理学研究发现，人际吸引存在着"相似性原则"与"互补性原则"。互补性原则说的就是性格相反的人之间也会互相吸引。这是由于个性特征相反的人在一起可以互补。这就给我们以启示：性格不同的人同样可以成为好朋友。所以，你若真想跟他成为朋友，首先得从脑海中清除"性格差异大，不能成为好朋友"的偏见；然后要尽量去了解他，理解他，愿意与他接近，在心灵靠近的同时，还要注意与他相互取长补短。这是非常有效的方法，试试吧，也许很快你就会发现，你的身边又多了一个"铁杆"朋友。

趣味心理

根据朱德庸的系列漫画《涩女郎》改编的电视剧《粉红女郎》，是一部诙谐的肥皂剧。剧中由台湾著名女演员刘若英饰演的"结婚狂"，是个乍看起来让人觉得可笑，仔细看起来却又令人疼爱、令人敬佩的人。这个外表看起来"傻乎乎、有着两颗龅牙"的女人，受尽了别人的欺侮，可最后她却被很多人（包括同住的姐妹、情敌及其他朋友）深爱着，她靠的是什么呢？就是真诚与宽容。

所以，请大家记住——真诚与宽容是你人生路上的必需品。

心理测试——你能与他人愉快相处吗？

1. 进入高中学习前，你的交友状况是：

A. 有几个亲如兄弟姐妹的知心朋友

B. 只要有机会见第二次的人，都可能成为朋友

C. 单方面将一个伙伴当作最知心的朋友，可人家根本不这么认为

D. 一个都没有

2. 听说某位同学（或老师）家庭状况很差，你觉得：

A. 愿意伸出援助之手　　　B. 与我没什么关系　　　C. 活该如此

3. 有人说"快乐就是幸福"。你认为：

A. 完全赞成　　B. 部分同意　　C. 不同意

4. 你对自己的将来：

A. 充满希望　　B. 相当忧虑　　C. 根本不想考虑

5. 对你目前的校园生活，你认为：

A. 十分充实　　B. 充满荆棘　　C. 安稳，无波折　　D. 沉闷得令人窒息

6. 老师或同学打算举行一项活动，直到最后才因为其中有人不能参加而打电话要你参加，你会：

A. 立刻前往　　B. 思考再三，然后赶去　　C. 事先怎么没邀我，不去

7. 你爱讲别人的闲话吗？

A. 从不讲别人的坏话　　B. 没有坏处，可以讲讲　　C. 我对这些很感兴趣

8. 你觉得自己在老师与同学的眼中应该是：

A. 魅力无限　　B. 可爱，但不十分吸引人　　C. 不是好交往的人

D. 使人感到厌烦

9. 你觉得自己已经度过的时光都：

A. 忙碌，但充满乐趣　　B. 平淡如水　　C. 暗淡无光

10. 朋友有困难需要你的帮助时，你会：

A. 尽一切可能去帮忙　　B. 帮助出些主意　　C. 充满同情地听听而已

D. 巴不得他快走

11. 当你刚起床还没来得及梳洗便有朋友突然来访时，你会：

A. 保持微笑，热情相待　　B. 请朋友别放在心上，快速收拾好

C. 关上门，想尽办法打发人家快走　　D. 装着没听见

12. 你会经常去朋友家探望朋友吗？

A. 是的，常常没有预约就去了　　B. 除非朋友邀请了才去

C. 一般不去　　D. 从来没想过还要去探望他

13. 如果给你7天假出游，你最愿意谁与你同行？

A. 最知心的朋友　　B. 家里人　　C. 一个都不要

14. 朋友请你参加活动，你最乐意参与的是：

A. 跳舞　　B. 读书交流　　C. 聚餐　　D. 上网

15. 评判一下你的交际能力：

A. 总是谈话的中心人物　　B. 既愿意是最好的"麦克风"，也可以当最好的"收音机"　　C. 只听不说　　D. 根本不想谈，更不愿意听

16. 与朋友一起的次数：

A. 几乎每天在一起　　B. 一周内会见几次面　　C. 偶尔想起才聚一聚　　D. 几乎没有

测试方法：在以上各题的答案中，请选择一个最适合你的答案。选A得4分，选B得3分，选C得2分，选D得1分。

结果分析：

55分以上：你能与他人愉快相处。因为你宽容随和、乐观爽朗，更重要的是你懂得乐于助人和尊重别人。无论在哪里，你都会成为大家所喜欢的人，你的朋友很多，且大多是真心朋友。

45~54分：你比较能跟他人愉快相处，由于你是个谨慎且内敛的人，所以在与人初次交往时，你会有一些不易察觉的戒备之心。但交往时间长了，你的内秀会引起大家的认同。

30~44分：你不善于与人相处，你有时把握不了自己的情绪，持之以恒的能

力相对较弱，因此你在他人心目中的可信赖度不高。如果你想交到知心朋友，首先就要努力做一个独立且有责任感的人。

29分以下：你几乎不能与人愉快相处，你的自我意识很强。所以，你应该多为别人想一想，这样你才能被他人所接受。

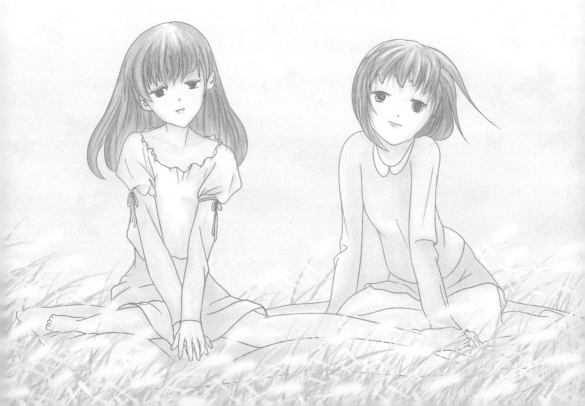

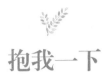

抱我一下

小女孩与大女孩相遇了。

小女孩迷路了，已经一个昼夜没吃没喝。

大女孩看着小女孩憔悴的脏兮兮的脸，觉得小女孩很可怜。可是正因为小女孩很脏，大女孩才不愿意接近她。

小女孩似乎看出了大女孩的顾虑，她对着大女孩笑了笑。那笑容多美啊，那张小小的脏脸，把她洁白整齐的牙齿衬托得更加纯美。

大女孩被感动了，去买了一瓶矿泉水，连同刚买的蛋糕一起递给小女孩。

小女孩摇了摇头，没有急着接大女孩递来的食物。她走近大女孩，轻声说："姐姐，你能抱我一下吗？"她天真的双眼发出的光泽，像5月的夜空中星星发出的迷蒙光芒，充满渴望与企求，还有最浅近的幸福。

大女孩忽然明白了，这个可怜又可爱的小女孩，她需要的是被人疼爱的温暖啊！给她一个拥抱，比任何食物都能将她孤寂的心升温。

请记住，当身边有人陷入低谷时，他首先需要的一定是温暖。伸出你的双手吧——要相信，你的拥抱，足可比阳光更有力，更贴近心灵，更能拯救灵魂。

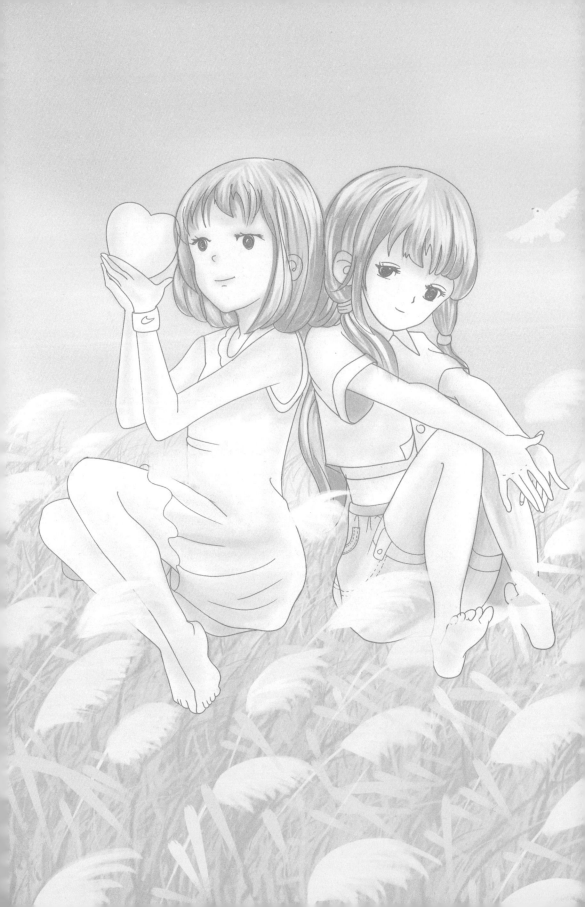

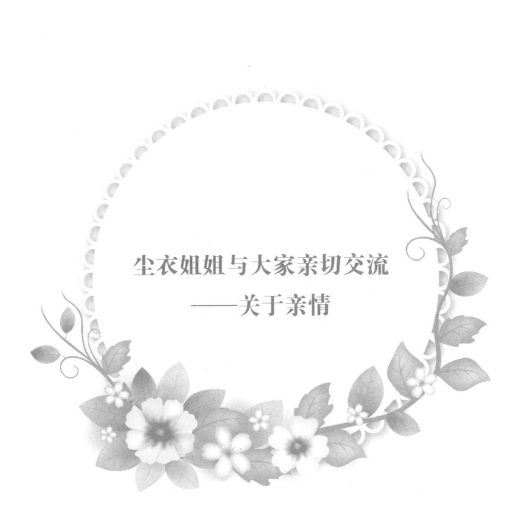

尘衣姐姐与大家亲切交流

——关于亲情

和父亲冷战7年

湖南省耒阳市阿冉：我从7年前就开始和父亲冷战，一直持续到现在。前不久，父亲因我而受伤住院，我觉得很对不起他，想向他道歉。但7年来我不曾跟他说上一句话，现在一直很苦恼。面对"对不起"3个字，我有些犹豫。

心结"尘"解：看完你的来信，我有些惊讶。这么小的年龄就与父亲冷战，这似乎有些不可思议。但也可以看出，你们父子之间平常比较缺少沟通。虽然有"严父慈母"的说法，一般情况下，父亲在子女面前总是以严厉的形象出现。但人与人之间，不管是何种关系，哪怕是父子、兄弟、姐妹或朋友，必要的沟通是不可或缺的。这一点，任何一方都可以采取主动，千万不要心存芥蒂，有不好意思甚至苦恼的感觉。我总觉得，天底下的父母都是最疼爱自己的孩子的。令姐姐高兴的是，经过父亲为你而受伤住院这件事，你已经明白这一点。现在父亲住院，正是你们和好如初的一个好机会啊。再说，跟自己的父亲说声"对不起"，有什么可犹豫的呢？

何况她原本那么爱学习

湖南省炎陵县彩霞：我的姐姐上到高二后因故辍学，本来爱学习、开朗的她变得爱发脾气了，爱哭了，神情也变得越来越憔悴。这真让我心疼又担心！

心结"尘"解：你姐姐的本质是性格开朗、热爱生活的，这从你的来信中能够看出。但是她却遭遇了辍学的不幸，放在谁身上心里都不会好受，何况她原本那么爱学习呢。所以，她的变化完全可以理解。现在的关键是，既然她的辍学已经无可挽回，作为关爱她的妹妹，你可以为正处在困境中的她想些办法。比如你可以搜集一些励志的故事讲给她听，或找些描述自学成才事迹的文章来给她看，让她能够从中受到启发。相信你的良苦用心，聪明的她一定能感受得到。只要她振作起来了，以后的生活，不愁快乐不与你们一家常相伴。另外，你已经看到姐姐的境况，所以，你更要珍惜这个来之不易的读书机会。如果你能将她对学习的热爱作为动力，延续她对学习的狂热向往，能够取得好成绩，将来有出息，这不是对姐姐最好的安慰吗？

我真的怕他们

湖南省双峰县小群：这次考试，我的英语没有考好，我怕爸爸妈妈知道后不高兴，会责怪我。我真的怕他们。姐姐，你小时候是爸爸好还是妈妈好？

心结"尘"解：一直到现在，我都认为我的爸爸妈妈一样好，只是他们关心和爱护我的表现方式不同。爸爸对我各方面要求都很严，但这正是因为他爱我的缘故。妈妈对我疼爱有加，但并不溺爱。每当我有些事情做得不对，或者考试成绩不理想时，他们首先并不是责怪我，而是耐心地帮我分析出现这些情况的原因，直到我能自己处理好为止。还有很重要的一点是，他们不会允许我一错再错。这，恰恰培养了我认真对待事物的习惯，让我端正了生活态度。所以很多时候，我都乐于主动与他们交流思想。这样，我们之间的关系就越来越融洽了。相信天下的父母都一样，这次英语没考好，你爸爸妈妈也会对你加以正确引导的。就算他们有些责怪你，你也应该理解的，是吗？

父母送子女读书是应尽的职责

湖南省醴陵市升平：由于家里穷，已近40岁的妈妈为了我能把书读下去而出外打了快8年工了。看着那么瘦弱的她，我好心疼啊。虽然我每次都能用好成绩向远方的妈妈汇报，但我害怕看到妈妈劳累过度而倒下。我觉得我好不孝，我想离开学校，为妈妈分担一点忧愁。可是初中都没毕业，我能在社会上立足吗？

心结"尘"解：看到你的来信，姐姐的眼睛湿润了。你是个多么懂事的孩子啊。你懂得妈妈的辛劳和妈妈的瘦弱都是因为你，害怕看到她过度劳累而倒下。可是你想过没有？父母送子女读书是应尽的职责。同时，你是妈妈的希望，也是她外出奔波的动力啊。妈妈每次都能看到你考出好的成绩，再累也值得啊。如果你现在只想为她分担一点忧愁而放弃学业，连九年义务教育都读不完，是不可能在社会上站稳脚跟的，而且法律也不允许，这不让妈妈的一腔心血半途而废了吗？当然，赡养父母也是做子女的不可推卸的责任，所以你想要尽到做子女的孝道，现在除了帮家里做一些力所能及的事情，更要努力学好知识，学好本领，今后才会在你所在的岗位发挥应有的作用。到那时，就可以让爸爸妈妈好好地享受天伦之乐了。

🦋 爸爸烟瘾很大 🦋

福建省罗源县佳丽：我爸爸烟瘾很大，总是戒不掉。电视上说每年吸烟致死的人很多，看了真叫人害怕。我很担心我爸爸，可又没有办法制止他。我现在连上课都走神，怎么办呢，姐姐？

心结"尘"解："吸烟有害健康。"几乎每包香烟上都写着这么一句话。可是为什么却总有很多人还是要抽，或者想戒又戒不掉呢？因为香烟中所含的尼古丁一旦进入人的血液中，时间一长，便会使人对它产生一种依赖性，需要不断摄入才能满足。另外，戒烟不成功除了香烟本身的诱惑力以外，与人的意志力也有关。意志坚强的人，戒烟并不太难。你要把你的想法向你爸爸讲明白，他不戒烟，连你都是受害者。只要你们全家人配合他，关心他，监督他。相信他一定能戒烟成功的。

🦋 我想要一个爸爸 🦋

湖南省涟源市小洁：5岁那年，最疼我的父亲离开了我们。当时为了

给父亲治病，家里欠下了一万多元的债。可是，妈妈没改嫁，含辛茹苦地带大我们兄妹4人。现在，我们都大了，家里境况也好转了。每次看到妈妈一天比一天苍老的样子，我心里就好难过。我想要一个爸爸，可是又不忍心跟妈妈说起。

心结"尘"解：你母亲为你们这个家无私地付出了她多年的青春与全部的爱。你应该为有这样一位令人尊敬的母亲而自豪。作为女儿，能够了解母亲的痛苦，并且从心底里想着为她分担，你也是一位值得夸赞的好女儿。现在你们都已长大，工作、学习在外，母亲心中会有失落感的。作为一个常人，她完全有权利再去争取一份爱情、一份幸福。如果有合适的人选，你们兄妹应该做一做她的思想工作，告诉她你们也同样渴望有一份父爱。相信你们会重新享受到一份完整的天伦之乐的。祝你们幸福！

千万不要生闷气不理爷爷

湖南省安化县小燕：我跟爷爷住在一起，我们俩关系很不好。每次丢了什么东西或者出了什么差错，他不分青红皂白，总要怪我、骂我，不是我错了也要硬逼着我承认。我拿他没办法，已经有近两个月不理他了。

心结"尘"解：既然你能给我写信诉说你的苦恼，我想你心里还是想与爷爷和睦相处的，只是找不到解决的方法，对吗？人与人相处，首先要有一份宽容心，凡事不能斤斤计较。你和爷爷同处一室，发生一些小磕碰是在所难免的。人老了，有时会比较啰唆、偏执，但这并不表示他不爱你。作为孙辈，你应该尊重爷爷，如果对他说过一些过激的言语，事后要尽量向他解释清楚。有些事情实在争不出所以然，那就一笑而过。千万不要和他生闷气，不理人，这是不对的，而且也不是解决问题的根本方法。好了，赶快主动、亲热地叫一声"爷爷"吧，只有大度、乖巧的孩子才令长辈疼爱哦。

叫我以后不要叫他爷爷

广西壮族自治区北流市胧光：我经常闹头疼，为此，爷爷就去求了一张神符来，烧了灰放在茶里给我吃。我认为他这是迷信，坚决不吃。爷爷气坏了，叫我以后不要叫他爷爷。就为这件事，我一直都不开心。

心结"尘"解：迷信是封建社会物质与精神文化落后的产物，我们应该相信科学，破除迷信。但是由于它是千百年来形成的精神毒瘤，特别在那些经济文化都欠发达的偏远山区，更是根深蒂固。所以，不可能一下子完全铲除，而需要长久耐心的说服教育。事实胜于雄辩，你现在得先说服爸爸妈妈尽快带你去医院做个检查，把病根除掉。同时，结合其他破除迷信的例子，让爷爷认识到科学的力量，从而接受你的观点，改变原有的看法。那时，你再甜甜地叫一声"爷爷"，他一定会乐呵呵地答应的。

爸爸妈妈每天都吵架

海南省澄迈县达达：爸爸和妈妈每天都吵架，经常是为了一些极小的事而吵。我每次看见都很伤心，请姐姐教我怎么办。

心结"尘"解：每个孩子都渴望有一个温馨和睦的家，一旦遇到父母吵架便觉得无能为力、害怕、伤心。其实，大可不必这样，作为家庭中的一员，你们同样有资格也有能力劝说父母。在他们关系好时，你可以撒撒娇，劝说他们要互相尊重和体谅。你也可以告诉他们，他们的吵闹影响了你的学习，哪个父母愿意看到自己孩子的学习受到影响呢？你还可以在他们争吵时诙谐地插进去，说由你来当裁判，等等，说不定他们马上就会停止吵架了。祝你快乐！

让家长满足你的正当愿望

湖南省安化县小亮：我是一名农村学生。我家条件还行，可是我爸就是不肯给我钱，不让我参加学校的任何活动。

心结"尘"解："再穷不能穷教育，再苦不能苦孩子"，说的就是教育的重要性，唯有教育才能从根本上提高我们整个民族的素质。相对而言，农村经济条件比起城市来是差一些。如果是正当的、对孩子有益的活动，家长就要以大局为重，尽可能克服困难，满足孩子的愿望，不要扼杀孩子的进取心。你们家经济条件还不错，只要你多对爸爸晓之以理，动之以情，相信他一定不会让你失望的。

不必怀疑，当然是

浙江省宁波市西西：最近总感到父母故意与我过不去，有时学习放松一点，或与他们谈话观点不一致，就会被他们骂。真怀疑我是不是他们亲生的！

心结"尘"解：不必怀疑，当然是。可能你会认为姐姐说得太"绝对"。那么请你想想，你见过在学习与生活上，谁家的父母对别人家的孩子如此"痛心疾首"吗？现在，你不妨写这么一句话："对我来说，你们的鼓励比责骂更重要！"贴在家中醒目的位置。相信，无论是你与父母的关系，还是你的学习成绩，都会变得越来越好！

怎样才能多得到一些父爱

湖南省茶陵县小莎：爸爸很少和我们三姐妹交流。我挺羡慕别人父女间的亲热劲儿。我们要怎样才能和爸爸多说些话，多得到一些父爱？

心结"尘"解：爸爸可能因为忙于事务或性格上不喜欢表露情

感等原因，让你们感觉到他对你们的关爱少了一些。但是交流与沟通是要靠相互努力的。作为女儿，你们要多想想爸爸为了你们而付出了多少艰辛的劳动，要学会想方设法去体贴、关心他，哪怕是在他劳作回家后给他递上一杯热茶，送上一盆洗脸水，或者在吃饭的时候帮他盛饭……这样一些细节化的关心都会给爸爸心里增添很多温暖。如果再加上一声甜甜的呼唤，爸爸心里一定会乐开了花，跟你们的关系不知不觉就很靠近喽。

爸爸总是剥夺我玩的时间

d■■■■■og@163.com：姐姐，我爸爸总是剥夺我玩的时间，我该怎么办？

心结"尘"解：首先你要做的是弄清爸爸为什么要"剥夺"你的时间。我想，不外乎是希望你用功学习。"望子成龙"是每个家长的心愿，出发点都是为子女好，希望你能理解。然后，看看爸爸"剥夺"的都是你的哪些时间。如果你从学校一回家后，所有的空余时间都用来玩，爸爸当然要督促你花些时间来做有益的事情了。我觉得这是一件特别幸福和值得珍惜的事情，你看，有一个人时时监督自己，我们才不至于在人生的道路上走偏啊！当然，也不排除你一回家，爸爸就将你困在书房，根本不给你喘息的机会。但是这种情况毕竟少。如果真是这样的话，你就可以大胆地跟爸爸"谈判"，告诉他你除了学习，还必须拥有什么，比如做自己感兴趣的事情，等等，同时虚心地请求爸爸帮你完成一些你想做的事情。我想，你和颜悦色地跟爸爸讲道理，他一定会给你尊重与自由的。

单亲家庭中的男孩

江苏省南京市雨辉：姐姐，我是一个生活在单亲家庭中的男孩，跟着爸爸过。我十分想念远在另一个城市的妈妈。我该怎么办？

心结"尘"解：姐姐非常明白你的心情。你知道吗？其实人与人之间只要拥有爱，是不需要时时刻刻在一起的。你爱妈妈，那就做个听话的孩子，让她在另一个城市也能感觉到你的快乐和成长。同时，收藏妈妈对你的爱，再见到她的时候，跟她交流和互赠彼此深切的爱吧！

怎么跟望子成龙心切的老爸谈判

山西省运城市文修：老爸文化程度不是很高，但望子成龙心切，不断地在我面前唠叨、施压、说教，我听得厌烦了，又阻止不了他。他说多了，反而让我对学习反感起来。本来以前我在班里还是不错的，现在竟然退步了许多。大家帮帮我，我要怎么跟老爸谈判？

心结"尘"解：谈判？不要说得这么严重吧？不过，"物极必反"，怎么你老爸一时糊涂得连这个也不记得了？我老爸也差不多，大人嘛，都是"父愿子成龙"。没关系，我就想出了一个好办法，与你分享吧！首先，争取与老爸做朋友，在他唠叨的时候，耐心一点听完，然后像朋友一样，以商量的口吻表达出你的意见，指出他的不足。然后最重要的一点，就是从我们自己身上找到解决问题的最佳切入点——主动积极，好好用功。这才是最具说服力的，你做到了，老爸的唠叨自然就会少了。

老爸火冒三丈

山西省晋城市欢欢：最近，老师向老爸反映情况，说我表现较差，上课不注意听讲，也不做作业……老爸一听，顿时火冒三丈，对我又是训斥又是责打，老师阻止都不听……老爸这样对我，对吗？

心结"尘"解：姐姐相信你说的情况不假。不过姐姐有一个想法可供你参考。我们中的很多人可能经常在遇到一些事情，查找原因时，不是首先从自己身上开始，而是下意识地把责任或者过失推向他人。比如现在，你就先问的老爸对不对，而不是把矛头指向自己——我是不是真的做错了？要怎么来改正呢？那么，反过来说，如果你老爸能先想想，我对女儿的关心到底够不够？否则她怎么会有那样的表现？这样的话，他就不至于那么冲动，连老师在场都不管不顾了。所以，不管老师为什么会这样看你，重要的是你要争取得到老爸的支持与鼓励，让自己好好地成长。

🌸 真恨爸妈深陷地下六合彩 🌸

湖南省湘潭县小溪：这几年，地下六合彩泛滥成灾，我的爸爸妈妈也陷入其中不能自拔。我读书还行啊，可是有时候他们输得连我的学费都交不起。我真恨他们！

心结"尘"解：地下六合彩和所有赌博一样，真的让人深恶痛绝。赌博害人，这么浅显的道理，为什么那么多人就是不明白呢？听你说的情况，连我都觉得你的父母可恨，恨他们头脑糊涂，沉迷赌博。可是，我更多的是觉得他们可悲，因为他们连自己的人生方向都迷失了，更不能给子女做表率。一对合格的父母，他们必定处处以身作则，不会让子女潜移默化地受自己坏习气的影响，同时，他们一定会积极地为家庭为社会创造物质财富和精神财富。所以，同学们千万不要染上赌博的恶习，否则后果不堪设想，害己害人。

🌸 父母常常偷看我的日记和信件 🌸

陕西省洋县小雨：一直以来，我的父母都不是很信任我，他们常常偷看我的日记和信件，让我毫无隐私可言；只要有找我的电话，总是要查问人家祖宗三代后才肯把听筒递给我,搞得朋友们说我太浪费他们的电话费。更可恶的是,有一次我和几个同学约了去野炊,父亲竟然跟踪我整整6个小时!生活在这样没信任的家庭里,我该怎么办啊?

心结"尘"解:不止一位同学向我提到这些问题,为此,我专门做过一个策划:"两代之间,穿越时空的爱",你可以在我的《青春新主张123》中看到。大家都认为父母侵犯了自己的隐私权,却无法解决。其实我们为何不换一个角度,从自己身上找到出口呢?做什么事情不如将父母当朋友,向他们敞开心扉,不要捂得严严实实的,比如你出门也好,做一些事情也好,都不如先主动向父母坦白得一清二楚,让他们觉得你几乎是个"透明人",这样,他们的好奇心不知不觉就没有了,而且这样一来,你们之间的感情会越来越深,误会当然也就随之消失得无影无踪喽。

史上最"残忍"的一道数学题

42■■■■42@qq.com:姐姐,我跟老妈总是搞不到一起,真不愿意回家!

心结"尘"解:有份报纸上有这样一道算术题,堪称史上最残忍:"妈妈22岁生下我。19年前,妈妈每天都能看到我,现在我19岁了,已经半年没有回家看妈妈了。而现在妈妈41岁了,如果妈妈能活到100岁,那么妈妈还可以再活59年。如果我每隔半年回家看她1次,我这一生,妈妈这一生,就只有118次机会见面了。这道数学题,我希望我算错了。"姐姐的妈妈已经离开姐姐了,姐姐想跟妈妈做任何事都没有机会了。大家用心想想这道题吧。

无意中发现爸爸有"小三"

34■■■■10@qq.com:姐姐,我不想活了,因为我爸有"小三"！昨天，我爸接我回家。在车上，我拿我爸的手机给同学打电话，然后准备玩手机游戏。谁知道按错了键，按到信息的收件箱。我一看，接连几条信息都是同一个女人发来的，真是把我气死了！那都说的什么呀！把我恶心得直想吐。我大发雷霆，大吼："停车！我要下车！"爸爸惊讶地看着我，我把手机甩给他："垃圾！你就是一个垃圾！"爸爸这才明白发生什么事了，赶紧把车停在路边，哄我，说求我千万别告诉妈妈……我家不是挺幸福的吗？我爸不是挺好吗？他和我妈不是挺相爱吗？怎么会这样？"不想活了！"我当时只有这一个念头。怎么办？我是告诉妈妈，还是给爸爸一个机会，相信他一次呢？

心结"尘"解：姐姐真想抱抱你，给痛心疾首的你些许安慰。在孩子的眼中，世界原本是纯净无瑕的，特别是家庭，是他们最可信赖的港湾。可是，大人偶尔会发生一些过失，这些过失，有时候会波及家庭和孩子。其中有些对孩子来说，真的是不小的打击。我知道你是爱爸爸的，那就不要轻易失去他。现在，你要冷静，跟爸爸好好谈谈，表达你和妈妈有多爱他，你有多么需要这个家，并让他抵挡诱惑，不要对你和妈妈（也是对他自己）造成更大的伤害。只要他能负责地去做，我想，你依然会爱他，他依然会是你最爱的爸爸。

妈妈，我们聊聊……

19■■■■78@qq.com：我应该算是胆子比较小的那种人。我妈总是给我报很多补习班，我当然也有点兴趣。但也不能报太多呀，能力有限，接受不了的，以为我是神仙啊？

心结"尘"解：你确实是个很听话的孩子，妈妈说的话虽然你极少反驳，但非常有自己的想法，问题就在于，你不愿表露。如此看来，你现在所处的阶段，正是心理学上所指的"第二反抗期"。这一时期的表现，就是有独立自主的愿望，心有反抗，却不敢或不知如何表露，这可能是妈妈一直以来的强势所造成的。建议你胆子大一点，多跟妈妈说："妈妈，我们聊聊……"
记得给自己暗示："不管妈妈答不答应，我必须把想法说出来。"这是很关键的一步，走出这一步，就能顺势而为，与妈妈很好地沟通了。而妈妈呢，要试着少指责与说教，应该多给你尊重，可以适当地征求你的意见。只有双方努力，你们娘儿俩的沟通之路才会越来越通畅。

提升自己，主动帮助分析

91■■■■33@qq.com：姐姐，我现在很糟糕。有一次，奶奶怪我拿了她100元钱，其实我根本没拿，就与她吵了起来。她把这事儿告诉妈妈后，妈妈不分青红皂白也狠狠地批评我。都不相信，我怎么是这样的人！

心结"尘"解：说实话，生活中常常会有这样的现象。这应该只是个误会，你不要太放在心上，家里人嘛，不会坏到哪儿去。不如多阅读一些描写他人成功事迹的书刊，开阔视野，逐步学会胸怀宽广地对待任何事，且不断地激励自己，客观地接受他人的意见，以便将来成就伟大的事业。当然，也不要忽略跟她们的沟通，对长辈，更要礼貌一点，主动帮助分析，尽力消除误会，也好让她们从此不再随随便便怪罪于你。

玩电游，必须适可而止

21■■■■62@qq.com：姐姐，我越来越喜欢玩电脑游戏和手机游戏了，很入迷，总是被老爸老妈骂，怎么办？

心结"尘"解：不知你看过这条消息没有？一个10岁的男孩皓皓因父母忙、管教不严而沉溺于玩手机游戏，不分昼夜地玩，结果引发抽搐，被送往医院抢救。医生诊断为癫痫，是长时间玩电脑、玩手机，刺激大脑引起的。从这件事中可以看出，凡事都要把握好度，特别是玩电游，对身体并没益处，玩久了反而伤身，所以要适可而止。没有需要的话就尽可能远离屏幕，控制上网和玩电游的时间，多参加户外活动，多锻炼身体。

如何理解父母的压力

60■■■■2@qq.com：姐姐，我每天起早贪黑，压力已经够大了。可是，看着父母老去的模样，更是让我伤心——他们的压力或许比我的更大！怎么办？

心结"尘"解：无论是大人还是孩子，压力都是无法避免的。很多时候，孩子的压力其实来源于父母，但有些父母往往没有意识到这一点，更别提怎么去缓解压力了。作为孩子，我们不如学习用正确的方式去面对各种压力，同时，用自己的能力去帮助父母面对压力，给他们勇气。要多留心观察父母的细微变化，包括情绪、外表、身体状况等，抓住适当时机，对症下药，帮助他们积极化解。

去掉那个"继"字

28■■■■56@qq.com：爸爸不是我的亲生父亲。我很羡慕别人家的父女关系，姐姐，我如何才能得到他真正的父爱啊？

心结"尘"解：我见过一对爷孙。别人问才4岁的孙子最喜欢谁，他响亮地回答：爷爷。接下来理由一大堆：他生病了，爷爷送他去医院；他要玩具，爷爷都给他买；他的鞋子，爷爷给他买最喜欢的。爷爷说，疼他，但不溺爱，做得不对的时候同样要批评。一年后，我才得知，爷爷是他爸爸的继父。这让我很感动。交流与沟通是要靠双方相互努力的。作为女儿，你要去掉那个"继"字，多想想爸爸的艰难；要学会体贴、关心他，无微不至的关怀会让爸爸感到无比的温暖。再加上平时经常亲切地叫几声"爸爸"，爸爸一定会更开心、更幸福，你们的父女关系也会越来越好。

是不是男生天生就与父亲对立

ab■■■■ss@126.com：与父亲的关系，用一个词来形容，那就是：对立。是因为我是男生吗？难道男生天生就与父亲是对立的？

心结"尘"解：男生跟父亲关系对立是很常见的。男生越长大，越有主见，越觉得自己是男子汉，越感觉父亲的气势钳制了自己。他们不服，他们想改变，于是会有很多事端被故意制造出来。目的只有一个——胜过父亲。处在青春期的男生，我们并不会过多地责怪他们这样的表现。走出青春期，自然而然，他们会慢慢懂得，怎么跟父亲好好相处。如果一直对立、叛逆下去，肯定是不好的。

我支持你

Li■■■■xyz@126.com：姐姐，我妈妈每次总是先挑有瑕疵的水果给我吃，我就没吃过什么完好的水果。我妈是不是太抠门啦？

心结"尘"解：天下有两种人。比如一串葡萄到手，一种人挑最好的先吃，另一种人把最好的留到最后吃。照例第一种人应该乐观，因为他每吃一颗都是吃剩的葡萄里最好的；第二种人应该悲观，因为他每吃一颗都是吃剩的葡萄里最坏的。不过事实却是恰恰相反，因为第二种人还有希望，第一种人只有回忆。

——钱锺书先生以上的观点，正好倾向于你妈那一方。我不觉得你妈抠门，但姐姐支持你先吃好的水果——从营养学的角度来说。

爷爷变得更固执了

32■■■■11@qq.com：爷爷今年70多岁，总感觉他比原来更固执了，好难说服他啊！

心结"尘"解：一般来说，老年人更容易有固执之类的表现。

他们操劳一生，所有的经历构成了他们对人生的独特看法，因而产生了相对主观的人生态度。另一方面，由于年龄的关系，老年人对环境的适应能力相对而言反而要差一些。特别是在家庭环境中，他们会将不同意见视为对他们权威的挑战，表现便更富有棱角。对老年人的这种心理，还是要多安抚，让他们从内心深处感受到我们的关爱与温暖。

不要试图去改变

77■■■■65@qq.com：我很想跟父母沟通，可是他们喜欢的我不喜欢，我喜欢的他们不喜欢。姐姐，我该怎么办啊？

心结"尘"解：继续去喜欢你所喜欢的，也请允许父母继续去喜欢他们所喜欢的，不要试图去改变。有句话就说："我不赞同你的观点，但我保留你说话的权利。"瞧人家多民主，呵呵。

老逼我，很爽吗？

"乖小兔"：在别人眼中，我是我妈的乖女儿。其实，我是被迫这样的。我得什么事都顺着我妈，不然她就跟我生闷气。她特喜欢逼我做我不喜欢的事，我经常很不情愿。老逼我，她就很爽吗？

心结"尘"解：逼着你做你不感兴趣的事情，确实有点难为你。如果她逼着你做的事你确实怎么用心也做不好，那还是跟她讲出你的不情愿吧；如果那些事你用心做能做好，而且可以做得很出色，那就相信你妈妈的眼光，加把劲，去爱上那件事吧！

留级生的烦恼

34■■■■01@qq.com：姐姐，你好！我由于成绩不好，初二下学期转读初一。成绩是上去了，但自己是个留级生，这让我始终放不下。因为留级，我还会受到一些侮辱。加上我爸很忙，晚上没有时间辅导我，所以我要求转学，去县城的一所中学，可被我爸拒绝了。真是烦！

心结"尘"解：姐姐从你的话语中，听出你是个上进的孩子，为你的进取而感动。同时，你能很冷静地分析自己的人生之路，在姐姐眼中，已经很不错了。既然现状是留了一级，那就不要放不下，就当自己是新生，认真地对待学习就好。至于其他的，什么侮辱之类的，丢一边去。爸爸不同意，是有他的考虑。他没时间辅导你，你就自己多花点功夫吧。相信到时候，你会考进理想的学校的。

让阳光把世界照亮

xy■■■■zx@163.com：姐姐，我刚进入初中。按理说，现在应该是很快乐的。可班主任总是说："你们呀，在家里有人宠着，在学校有人教着，课余还有好多东西可以玩着。我就不明白，你们还有什么不高兴的呢？我看呀，你们就是没经历过人生的痛苦，不吃苦……""不吃苦"后面，她接得最多的是"难以成大器"，有时候也会说"不成人"之类的。我感觉班里很多同学确实看起来很单纯、很快乐，可我就是高兴不起来。爸妈最近也总是吵闹。

心结"尘"解：一个人，虽然身体发肤来自父母，但毕竟是一个独立的个体。既然是独立的，那么，每个人的内心深处，总有一个完全属于自己的角落，别人难以进入。这个角落，是我们进行自我抚摩与疗伤的地方，是最能让我们内心安然的地方。但是，属于我们自己的，也只有这个角落而已。其他大部分地方，要留给跟我们有所关联的。敞开心扉，让生命更阳光吧，尽力去发出光芒，照亮这世界。

妈妈重男轻女

a■■■■ti@sina.com：我妈对表弟（也就是我舅舅的儿子）比对我好一千倍！穿的吃的，什么都是他优先，甚至有时候他有我没有！我表弟是三代单传，我是女孩。老妈这样重男轻女，你说气人不气人？

心结"尘"解：要提醒你的是，遇事不要总想着别人对你是不好的，觉得别人都是坏蛋。你的人生路长着呢，还会遇上很多事。姐姐倒是看出，你妈是很有爱心的一个人，哪里是个气死你的大坏人呀！我知道这么一句话："送人须送好。"就是说，赠送给别人的东西，要尽可能好一点，哪怕自己没尝过没用过。你是你妈的亲生女儿，她不疼你才怪。对她来说，你表弟毕竟是"客"，送他的东西好一点也是能理解的。再说了，你是表姐，他比你小，你妈多疼爱他一点也是自然的。我看，应该不是什么重男轻女的思想在作怪，你不要想复杂了。

父亲是个什么"东西"？

"小河马"：姐姐，我怕老爸。他沉默寡言，不和我交流，总是用严厉的眼光瞪着我。有时候，我做了一点错事，或者根本不是我的错，他对我就是一顿训斥。我真的受不了他。他算个什么东西呀？

心结"尘"解：父亲是个什么"东西"？有这么恐怖到令你如此小瞧和讨厌自己的父亲吗？看你说的那些事，也不至于吧？"父亲"是一个角色。一般来说，这个角色在我们的生活中大多是沉默寡言、严厉、不善或不爱交流的，这是他们的性别取向决定的。他们更在乎的是一些大的层面，更在乎子女的品格养成、子女的学业或事业等。他们很少去以女性的视角看事情，在母亲与子女进行细腻而直接的交流的时候，他们一般只是远远地、静静地关注着。这反而是作为男性的他们独特而可爱的地方。但这些，并不代表他们不爱子女。当然，你父亲的严苛让你不习惯。别怕，大胆而平静地走近他，主动跟他交流沟通，或许你就会发现他的温情之处了。

越简单，越快乐

jing■■■■■ly@126.com：我妈是一个很简单的人，从来不喜欢把事情想得很复杂。很多时候，我爸都说她太简单了，会上当。我没见她跟别人争吵过，只知道她一直很快乐。我爸说得对不对？

心结"尘"解：你爸的话不是对不对，而是不适合用在你妈身上。你说你妈"一直很快乐"，难道这还不够吗？你爸还要什么？非得让你妈去跟别人钩心斗角，弄得整日愁眉苦脸的吗？越简单越容易满足，也就越快乐。依我看，你妈的简单与快乐是你们家最大的财富——你妈快乐，你们全家也会幸福的。

不是所有的事情都需要别人教

jiu■■■■■ling@126.com：我被老妈骂了。事情是这样的：那天，老妈安排我去同城较远的地方送一份资料，让我打出租车去，坐公交车回。但我想，反正去的时候不累，就坐公交车晃晃悠悠地去了。回来时感觉累了，就打了出租车。老妈为什么骂我呢？她要我那样做，又没有具体教我为什么要那样做。难道我做错了吗？

心结"尘"解：你老妈为何大发雷霆？稍稍想一下就明白了：去的时候打出租车——可以节省时间，资料可以快点送达;回的时候坐公交车——可以节省费用，因为不急着送资料了，不担心时间问题。不是所有的事情都需要别人教，多动动脑筋，你才会把事情办漂亮。

父母总不尊重我的选择

20■■■■■yuan@163.com：我本不想来这所学校读书，可父母说这是本地区的示范性初中，教学质量好，学生素质高……理由一大堆。大家都那么优秀，我感到自己在这里越来越差劲，学习上的压力也越来越大。我很累，一点也不快乐。我想转学到一所普通学校去，父母说什么也不答应。为什么他们总是不尊重我的选择？

心结"尘"解：你的累，让姐姐很心疼。姐姐请你做一件事：像跟我交流一样，好好跟你的父母深谈一次，把心中最真实的想法告诉他们，行吗？你父母无非是望子成龙心切，希望你在一个相对好一点的环境中学习，将来会更有出息。但是，他们忽略了他们这样做，不是以尊重你这个当事人为前提，而是将他们的价值观强加在你的身上。他们没有考虑到，你需要的其实还有快乐。不要逃避，也不要气馁，勇敢一点，真诚地跟父母谈一下你的想法。有必要提醒你的是，不管转校与否，你都得请他们帮忙，参与到你的学习中来。比如帮你制订一个实用的学习计划呀；同你一起探讨怎样才可以快乐地学习，做到事半功倍呀……有了他们的参与和你自己的努力，所有的坎都会迈过去的。

爸爸去世了

ma■■■■25@163.com：姐姐，最近我一直陷在痛苦中，难以自拔：我最爱的爸爸去世了。我的爸爸，他那么善良，那么宽容，那么乐观，为什么上天要这么狠心地夺走他的生命呢？

心结"尘"解：生老病死是每一个生命都必经的关隘——生活就是这样现实而残酷。如果觉得心里憋得慌，那就放肆地哭一场，释放一下吧。然后告诉自己，一定要坚强、振作与奋发。相信你爸爸期望看到的并非一个怨天尤人的你，而是一个坚强、乐观，懂得从悲伤中获取力量的你。

爸妈离婚造成成绩退步

Xan███123@163.com：我是一个刚进中学的女生。父母这几个月一直闹离婚，弄得我心里乱糟糟的。小学毕业时我的成绩在全年级排在第一位，但现在，我在班里都跌到了倒数几名，因为我根本没有心思学习！姐姐，我该怎么办呀？

心结"尘"解：读完你的来信，姐姐的心也和你一样痛。父母的分手，毫无疑问，对子女会造成或大或小的伤害。最起码，子女眼中完整的家不复存在，似乎一下子失去了安全感，失去了父母完整的爱。遇上这种事，身为子女，你最好是做一个"和事佬"，尽可能劝说父母双方，请他们为家庭着想，为对方着想，也为你着想。甚至可以在父母面前信誓旦旦：你们爱我，我会给你们更多爱；你们的付出，不会白费的！如果父母由于各种原因，破镜不能重圆，那么你最好还是尊重他们的决定。不管怎么说，父母对你的爱是不会因为离异而改变的。万一他们感情破裂，那么不管你跟着谁过，都要开朗一点，要一如既往地去爱他们，并且学会适应新的生活，去爱家庭的新成员。要相信，你善待别人，别人也会善待你；你爱别人，别人也会更爱你！当你拥有比以前更多的爱时，你的生活自然会充满阳光。

现在的大人管得真宽

"受刺激的鱼"：现在的大人真讨厌，管得真宽。每天出门我妈就千叮咛万嘱咐的，生怕她儿子我被人吃了。我也是男子汉，也应该经受些风吹雨打了嘛！姐姐，你说对吗？

心结"尘"解：不对。从你说大人"讨厌""管得宽"的话来看，你就还不是个真正的男子汉。瞧，你一味地只想着自己去"经受风吹雨打"，却连大人的好意都不明白，是不是很幼稚的表现？要知道，大人为未成年的子女操心，都是以爱与经验为前提的：因他们的爱，你才能得到如此多的呵护与幸福；因他们的经验，你才可以少走他们曾经走过的弯路。他们管你，只因为你还未成年。不如在他们的疼爱与呵护中，学习他们的经验，提高自己应对生活的能力，然后，做个真正的男子汉，回报他们的爱吧！

住在一起关系反倒变僵了

ma■■■■cc@sohu.com：爸爸妈妈在广东打工，我去年随他们来到了工地。平时没跟他们住一块还好，互通电话时，大家的语气都挺亲热的。现在住在一起，我们的关系反倒越来越僵了。姐姐，为什么他们在外面受了气就要出在我身上，对我又是打又是骂？其实我放学后帮他们做了很多事，为什么他们还要把我当成出气筒呢？

心结"尘"解：你说学习之余还帮父母做很多事，可见你是一个很懂事的好孩子。尽管如此，父母却将你当成"出气筒"，姐姐觉得你父母的做法是不妥的。不过，父母这样做，是不是由于他们也有你不能理解的苦衷呢？他们在外面打工，身体上的疲劳自是不用说，心理上是不是也有承受不了的时候？是不是他们偶尔也会受人责难而不便回击？毕竟他们不是管理者，当然有受委屈的时候。所以，你也要多体谅他们，尽可能不惹他们生气，因为他们也同样需要你的关心，需要你给他们一些温暖和慰藉。虽然你现在还不可能做大事，但完全有能力将小事做好。比如你把学习搞好，做一个优秀的学生，让他们为你感到骄傲，他们自然会更加爱你。一个人要走的路会很长，父母将来还要依靠你呢。所以不管遇到什么，你都要坚强，学会做一个顶天立地的男子汉。

想要一个新妈妈陪伴爸爸

湖南省凤凰县"胡萝卜"：8年前，最疼爱我的妈妈离开了我们。当时为了给妈妈治病，家里欠下了一万多元的债。爸爸一个人含辛茹苦地带着我们兄妹俩。现在，我们都长大了，家里境况也一天比一天好。每次看到爸爸一天比一天多起来的白发，我心里就好痛。我想要一个妈妈来陪伴爸爸，可是又怕这会让他难过。我该怎么跟爸爸提起呢？

心结"尘"解：你父亲为你们这个家无私地付出了大好的年华与全部的爱，你当然应该为有这样一位令人尊敬的父亲而自豪。作为女儿，你能够了解父亲的痛苦，并且从心底里想着为他分担，姐姐认为你也是一个值得夸赞的好女孩。现在你们兄妹都已长大，工作、学习在外，父亲心中肯定会有失落感。作为一个正常人，他完全有权利再去争取一份爱情、一份幸福。如果有合适的人选，你们兄妹应该大方地做一做他的思想工作，告诉他你们也同样渴望有一份母爱。相信你们会重新享受到一份完整的天伦之乐的。祝你们幸福！

那次尿床的感觉很温暖

读过赵世民先生的《人生求幸在枷中》一文。文中谈到幸与不幸；谈到记忆中的第一件事多为不幸；谈到"幸"字的衍变过程，恰是对不幸的诠释；谈到诸多事例证明追求有痛苦，放弃追求活着又无聊，其中间道路便是"将视线从幸福的终点拉回到争取幸福的过程中，甚至视野宽泛到追求的起点——痛苦。因为这个起点也是生命的支点，有它担当着，什么样的脱离它的过程都是幸福的"；谈到最后，便得出"人生而求幸，却无不在枷中"的宏论。

我最早的记忆是一次尿床。我的生日是在冬天，农历小年。据母亲回忆，大概在我周岁的时候。我清楚地记得，当时已是白天，我还没起床。我感到自己要尿尿了，将手伸出被窝，赶快缩又了进来，因为被窝外面很冷。我听见母亲在隔壁忙碌的声音，但我没有喊她（母亲说我10个月时就会说话了）。我根本就没想到要憋着。我当时好像极想试试尿床的感觉如何，便不假思索地付诸行动了。

一片热烘烘的感觉弥漫开来，辐射至臀部、至背心、至双腿、至身侧……原来尿床的感觉是这样，多么温暖。

母亲来看我醒了没有，发现我已醒过来，便要抱我起床。我赖着不动。我还留恋那种热烘烘的感觉。

母亲将手伸到我腋下，将我拽了起来，往她的肩上搭。手碰到我的裤子，便知道了我不肯起床的原因：怕被责骂（这也是母亲后来告诉我的，其实她猜错了）。母亲只是在我脸上亲了一下，便一言不发地帮我擦身子、换衣服。然后洗了她的乳头，给我喂奶。我将脸拱在母亲温暖的怀中，一只冰凉的小手搓揉着她的另一只乳房,好像怕有人与我争夺一样,那样子一定好贪心。这种感觉,多年以后我才懂得,原来那就是幸福。

1998年11月,初读赵世民先生的前文,我极不以为然,至少我的第一次记忆就是彻底的幸福,并无些许不幸。

前次回老家,从父亲口里得知母亲患偏头痛的原因(难怪每次我一提及,母亲便将话题岔开)。说是生我之后的第二年冬天,因为我们兄妹几个中的其中一个尿了床,母亲便将被褥拆了去清洗。在池塘边捶衣用的石板上,母亲蹲了半天,已将衣服和被褥全拧干并放进了木桶。她站了起来,准备提了木桶回家。也许是石坂上有冰太滑,也许是母亲蹲久了头发晕,母亲直直地倒栽进了水面还结着冰的池塘里。所幸本屋的三奶奶在池塘边洗菜,喊人将母亲救了上来。

我一直认为我很纯很幸福,我的第一次记忆也很纯很幸福。可现在,我眼里却有了一层湿湿的感觉。我的第一次记忆原来也包含了不幸在内,只是那不幸一直由母亲扛着。看着年迈的母亲,我的双眼更湿润,以至泪雨滂沱。我发现,泪雨中的我更清澈,我的第一次记忆也更幸福,更圣洁。是母亲,给了我这样的感觉,这样不平凡的支点。

我猛然有重读赵先生文章的冲动。我很想记住他谈到的关于中间道路的话。

再读赵文,已是2002年5月。其时我已在长沙,天气已经很炎热了。我坐在有空调的房间里,母亲也许正在乡下的院子里摇着那把摇了很久的蒲扇。她一定想我。她会想,也不知道伟伟晚上还会不会蹬被子?空调好是好,可蹬了被子会得关节炎的。她一定就这样想着。在某一刻,她又抬手扶着她的头,因为偏头痛会时常发作的。可她从来没有想过,她是怎么落下的病根……

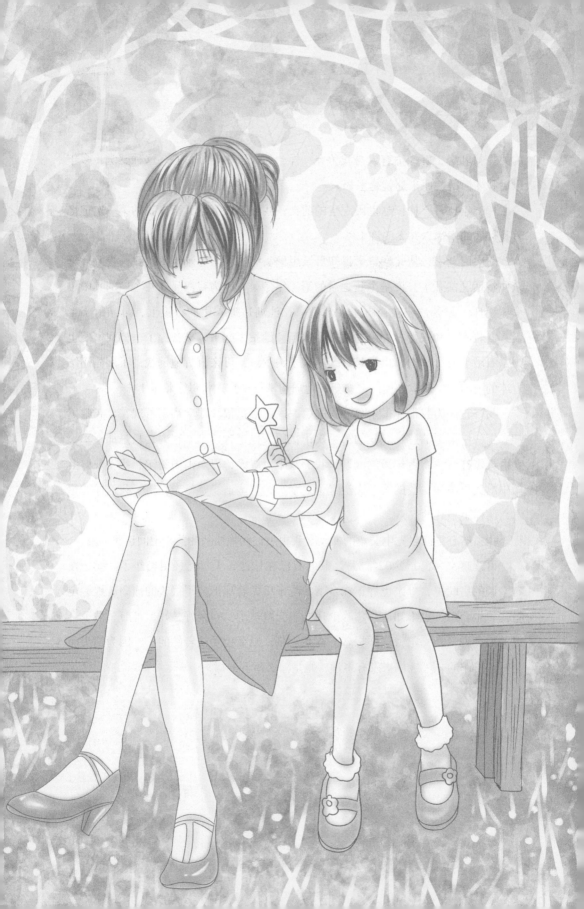

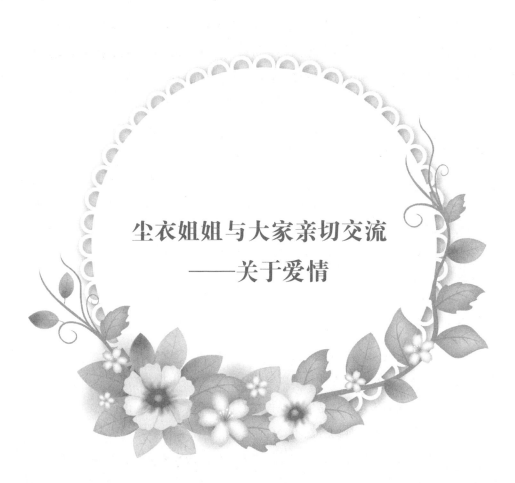

尘衣姐姐与大家亲切交流
——关于爱情

老师好像也有些喜欢喜欢上他的我

湖南省平江县小余：去年下学期，我们班突然来了一位很有风度的男老师，教我们数学。不知为什么，他的风趣、机智、帅气深深吸引了我。我神不知鬼不觉地喜欢上了他。老师也许知道我在想着他，好像也有些喜欢我……

心结"尘"解：你已经迷途了，小余同学。你将对老师的崇拜误解成了一种爱，实事求是地说，应该可以理解。因为你正处于青春期，难免有一些这一年龄段的特殊心理。但你可知道，青春期也是人生发展曲线的高峰时期：生理变化和智力发展的高峰，是极其宝贵的。只有抓住并倍加珍惜这一段最好的学习时间，认真学习，做出好成绩，你才会觉得没有白白浪费这段美好的时光，才会终生无悔。至于老师，你应该也是误会他了。作为一名老师，关心爱护学生是一种天职，老师的爱是分给每一位学生的。他有些喜欢你，也正是因为你是他学生中的一个呀。

为什么停止不了对她的心仪

湖南省道县小力：我喜欢上了班里的一位女孩。当我发现自己的想法后，心里变得忐忑不安起来。我总是极力地去克制自己的情感，我告诉自己，我和她不过是朋友而已。然而这样的方法不奏效，只要一闭上眼睛，我的眼前就会浮现出她的身影，耳旁就会响起她银铃般的笑声。姐姐，我真的不想陷入早恋的旋涡，否则会误了我，也会误了她的。可是为什么，我却总是停止不了对她的心仪？难道我是一个坏男生吗？

心结"尘"解：你现在正处在青春期，对异性产生好奇心，既而喜欢，这是很自然的。就你目前的情况来看，并不是什么早恋，对吧？你放下思想包袱吧，别再折磨自己了，这样只会让你的心理负担更重的。姐姐想，你身边还有很多和她一样优秀的女同学，其中肯定有好些是你的好朋友，对吧？你既然可以和她们做朋友，同样地，你也可以和她做朋友啊！所以，你不如坦坦荡荡地面对她。

这样，你的交友圈就会越来越大，不知不觉地，你就会把对她的好感扩大化，和所有朋友都能心平气和地相处，这样一来，你内心就不会和现在一样焦虑不安，看，这会是一件多么好的事情呀。

男生说"假小子"的我很特别

福建省泰宁县小李：我因为喜欢打篮球，大家送我一个"假小子"的外号。也是因为打篮球，一个常和我在一起决战的男生喜欢上了我，说我很特别，根本没有女孩子的扭怩作态。我现在还小，对恋爱一点感觉也没有，姐姐，我要怎样拒绝他呢？

心结"尘"解：真诚地告诉他你的真实想法，不必扭怩，也不必有任何顾虑。最后，你跟他说：希望我们可以将篮球一直打下去。试试看，他会把他和你的友谊一直保持下去的，呵呵！

将友情误为爱情

湖南省醴陵市小罗：我同班里的一个女生很要好，但我却将友情误当成了爱情。她知道后很生气，我也很后悔。想了很久以后，我把心中的那种思想去掉了，并向她道了歉。她也原谅了我，愿意和我重新做朋友。但我们每次碰面时不是低头，就是把视线转移，总是有些不好意思。姐姐，我怎样才能去掉这种"不好意思"呢？

心结"尘"解：你的不好意思说明你还没有百分之百地去掉心中的杂乱思想，所以才久久挥之不去。既然已向她道歉，何不再坦诚一点，大大方方地面对呢？正视她第一次，也许还有些心怯，但正视第二次、第三次……就不会这样了。是不是？试试看！

爱上新来的男生

湖北省荆州市云儿：我爱上了这个学期转到我们班的一位男生，他也向我表白说他喜欢我。但是不知道为什么，自从跟他交往以来，我总是痛苦多于快乐，我无心学习。现在，我想忘掉他，把精力转移到学习上来，但无论如何，我也做不到。我该怎么办呢？

心结"尘"解：唉，姐姐想要说，小小的你呀，真的真的是"初恋不懂爱情"啊！你们现在身心发育都还不够成熟，对事物的看法并不深刻。就拿恋爱来说吧，很多孩子就容易走极端：要么爱得死去活来，要么就是视如仇敌，面对面形同陌路。其实这都是不可取的。两个人不管性别如何，只要在一起开心，多接触一下，讨论讨论人生，切磋切磋学习，有何不好呢？为什么两个人好端端地非要上升到所谓的爱情？你知道吗？其实，这一时期，纯真无瑕的情感更珍贵。

早恋被开除生怪事

广西壮族自治区玉玉：我们班出了一件怪事。有一对同学早恋，被老师发现后告到校长那里，校长做出决定，把他们开除了。这样一来，班里的同学似乎被校长杀鸡儆猴的招数吓住了，男女同学之间全不说话了。有时候递个作业本什么的，也是远远地看都不看就丢过去，没有了过去欢声笑语的场面。这样是不是有点变态？

心结"尘"解：是呀，男女同学既然在同一个班级中，如果不在一起互相交流，互相学习，又怎么可能使这个班成为一个团结、互助、友爱的班集体呢？同学之间只要坦诚相待，人前人后都一样，有什么不可以在一起的呢？如果你们班的同学能看到姐姐的回信，那么姐姐最想要对你们说：大家行动起来，让友情重回，让早恋离开。

野个炊就早恋了？老师你不懂

湖南省桂阳县小张：我们班有几个同学玩得特别好，常常集体进行一些活动，比如野炊或组织一些比赛等。可是有的老师看不惯，说这些同学一定是在谈情说爱。姐姐，怎么样才能更好地处理男女同学之间的关系呀？

心结"尘"解：姐姐先假设一下，假设这些同学之间拥有真正的友情，纯洁无瑕的友情。如果是这样，那么姐姐真的为他们高兴，因为他们做得很不错。如果这些同学再努力一点，在思想上能够一天比一天进步，学习上能够一天比一天用功，那么他们的快乐也会一天比一天多。这样一来，老师自然会改变看法的。当然，如果这些同学真的如老师所说，进行早恋，那姐姐觉得这样便不太可取了。因为学生毕竟要以学业为重，等到真正长大成熟后，爱情的果子自然会等着大家去采摘的。

不给他任何可乘之机

甘肃省天祝县飞儿：有个人真恶心。是这样，前些日子，这个人认识了我，然后就死缠着我不放，给我买很多小礼物，还说些挑逗性的话。可是我对他一点也没好感，真想踢他几脚！

心结"尘"解：你这么讨厌他吗？那就记住姐姐的话：不给他任何可乘之机。他买的礼物不收，说话时也走到一边去。如果这样还不行，你就及时向家长和老师汇报。但是有很多坏的东西都是突如其来的，所以你要巧妙一点，不要过分生硬地处理这个情况，要做个既勇敢又机智的女孩。

谁是"花心大萝卜"

海南省琼山市晓雨：我感到特别奇怪，班里的同学都是这里一拨那里一伙的。而我跟班里的女孩子都要好，跟男孩子也能打成一片，甚至有几个男孩是我的"铁哥们儿"。这样，有些同学居然说我恋爱了，而且对象不止一个，是个十足的"花心大萝卜"。这是哪跟哪啊？

心结"尘"解：有的同学"拉帮结派"原本就是不对的。大家在一起共同开开心心的有什么不好呢？独乐乐不如众乐乐嘛！再说，虽然男女有别，可那也多半限于身体因素，总不至于男女之间就非得画一条"三八"线，老死不相往来呀！所以，对于那些空穴来风的风凉话，你完全可以置若罔闻，依然我行我素，只要你自己问心无愧！

暗恋的人递来小纸条

贵州省赤水市小龙：我的同桌是一位非常非常漂亮的女孩，不知从哪一天开始，我喜欢上了她。但是我知道我还小，所以一直将对她的喜欢埋在心底，并没跟她提起过。但让我想不到的是，有一天她递给我一张纸条，说她喜欢上了我。能得到她的喜欢，真的让我又惊又喜，但我还是不想加入早恋的行列。虽然明知道我们相互喜欢对方，但我为了不影响她也不影响我自己，还是很决绝地答复了她。从那以后，她见到我就沉下脸，再也没有给过我一次笑脸。再后来，她不声不响地转学到另外的学校念书去了。唉，都是为了我她才这样做的呀！

心结"尘"解：你们相互喜欢，所以你才对她有这样的牵挂。但是正如你的想法一样，过早地恋爱会给我们的身心造成很大的影响，所以，长痛不如短痛，迟痛不如早痛，快刀斩乱麻并不是错误的处理方式。现在你可以把心思从这上面移开，多想想其他事情，多参加一些学校里组织的活动，以此来卸下心灵上的包袱。这里我还想对那位女孩说（如果她能看到的话）：你们都没有错，这样的微妙心情我也曾经有过。但是我们得学会控制自己的情感,过早的时间过早的情境,我们就不要放任自己的情感,那样,于我们大家都有益处。当然,时过境迁,也许现在你已经走出心里的泥淖,又是一副活泼可爱的模样。如果真是这样的话,那姐姐为你高兴,也会衷心地祝福你!

🌸 网恋让我没心思听课 🌸

黑龙江省哈尔滨市月月:我在网上认识了一个男孩,我们由无话不谈的一般朋友变成心心相印的恋人。但是我对他隐瞒了我的年龄和真实身份,他一直不知道我还这么小,还是个中学生。这些日子,他忽然不见了,两个月没有给我只言片语,我天天都盼星星盼月亮一样地盼他给我回信息。就因为这个,我几乎没心思听课了,老师批评我多次,也不知道我其实已经陷入早恋、网恋中不可自拔。我心乱如麻,很难受。

心结"尘"解:你的担忧我明白,就是一个普通的朋友忽然不见,也会难过的。这里我不想责备你的早恋或网恋行为,我更关注的是你现在的状态。因为现在,你那么孤单无助,可能身边没有一个人知道你的忧愁,你的苦闷无处可诉。我想,其实现在他的忽然不见对你来说未尝不是一种好的现象。因为,随着时间的推移,你会逐渐觉得他与你联不联系都不重要了,因为事物不会总是一成不变的。到那时,时间这剂良药已经让你的伤口愈合,虽然可能还会隐隐作痛,但它不会再是滴血的,绝对不是——经过这一事,你会觉得自己长大了许多。所以现在你要好好沉下心来,从空洞虚无的网络生活回到身边平常却实在的生活中来,跟身边的人交朋友,用心学习,开心生活,快乐向前。姐姐相信你一定能做到,对吧?

对打骚扰电话的追求者产生好感

云南省昆明市方菲：我最近总是接到同一个人打来的电话，每次都说同一句话"你是方菲吗"后就挂断了。我已经从声音中听出来他是谁，甚至可以说，他对我有好感。我想跟他说明，不要这样下去，可是每次走到他面前，竟然没有勇气说。更要命的是，我发现自己居然也对他有好感！这可怎么办呀？

心结"尘"解：你接到这样的电话，心情肯定会受影响的。既然你觉得面对他不好说出口，为什么不采用别的方式呢？比如请另外的可信任的、和你很要好同时也和他要好的同学转告，或者你写一封信，把想说的话大大方方地说出来，当然还可以采取旁敲侧击的方法，借说别人的机会让他知道你的想法……我想他应该也是个聪明的孩子，怎么会不明白你的心思呢？更何况，你们原本就是朋友对吧？青春期的男孩女孩更应该大大方方地交往，一份正常的友谊对于我们的成长来说，同样不可或缺。所以，你们争取成为朋友吧。

被一个女孩迷住

安徽省马鞍山市"问题男孩"：最近有一个问题总是让我寝食难安。我已经是一个初二的学生，就快进行会考了。可是最近我被一个女孩迷住，不能好好学习，学习成绩也下降了，我该怎么办？姐姐请你帮帮我！

心结"尘"解：青春期有些这样的向往，是正常的。但如果不能好好把握，沉湎于此，甚至影响到学习与成长，那就不正常了，也可以说不是什么好事了。你想想，你人生的路还有多长啊，你知道自己将来会遇上怎样的人吗？现在你的性格都还没有定型，哪里能把握自己现在所想的就是将来想要的？好了，不如在心灵深处珍藏这份最初的感觉，然后甩甩头，认真学习吧，一切都会过去的。祝你快乐！

优秀的女生容易引起男生的注意

一个渴望帮助的男生小文：姐姐，你好！今天我偶然从同学的口中得知你的信箱，并说如有什么烦恼之事，你可以和我们一起分忧。所以，希望在某些方面你能帮助到我。在此谢谢！

我是一名中专生，学计算机专业的，在我班上女生和男生的比例是8:1，可想而知我班的女生何等的多。而在这些同学中当然也有不少出众的女生。一些优秀的女生是最容易引起我们这些男生的注意的。我当然也不例外。

而在上学期的时候，由于某些原因，我喜欢上了班上的一位女生，如果说那位女生是否优秀，倒不好说，但在我眼中她是完美的。我对她产生好感，并且还用了书面的表达方式向她表白，而她从接到那封信开始看完那封信为止，也没什么反应，我生怕她会因这些原因而不理我。

时间一晃，过完了一学期，在这一学期里，我再次向她表白，她也没有不理我，只是对我说，每当看到我的时候心里总是很紧张，不知道说什么为好，并说她家里对她的管教很严。由于这些原因，我们俩每天只能在上课的时候互通纸条，我问她喜不喜欢我时，她却总是以沉默来回应。而我是一个耐不住寂寞的男生，现在我们班上也有一些女生向我表白，而我对某个女生也产生了好感，但又害怕如果我移情别恋，如果那个女生也喜欢我只是不想表白而已，那我对那个女生的伤害是可想而知的。

现在的这些问题让我在学习上有了不少的压力，而我也明白我们现在还是学生，应以学业为主，男女恋情应该先放一放。但我真的做不到，现在我发信息过来的目的，只是希望姐姐能帮帮我。

心结"尘"解：小文你好！谢谢你对我莫大的信任！我想你的问题其实都是我们经历过的。矛盾心情怎样面对，我想还是要有些分辨能力和自控力。你到底是喜欢她呢，还是更喜欢后来那些向你表白的女生？而你仔细想过没有，你对她或她们的感情里是不是"向往"的因素过多而已，或许你根本还不明白爱情究竟是什么。所以我想，于你这一阶段来说，学习还是首要的。

或许稍大了，你忽然会明白，对她的好感仅仅是好感，与爱情，还差了不止一些些。因为爱情，它是经受得住时间的检验与挫折的磨砺的。你说呢？祝你快乐！

我对老师有好感

sh■■■■11@126.com：姐姐，我有个秘密一直藏在心底，那就是，我对我的音乐老师有好感。她很漂亮，很亲切，对我们很好，唱歌特别好听，像夜莺一样！怎么会这样呢？我该怎么办？

心结"尘"解：你现在正处在青春期，对异性可能会产生一种朦胧的好感，这是正常的。你的音乐老师很优秀，能赢得大家的喜爱也是自然而然的。我想，你对她的情感，更多的是一种学生对老师的感激、欣赏和赞美之情，这些感觉会让你不自觉地去想起她。但是，姐姐可以肯定地跟你说，这不是爱，只是一种非常美好的师生情。正常地看待自己对她的感情，顺其自然，不用过多地想其他的，相信你会走出来的！

要不要放手

qing■■■■ai@126.com：去年刚进初中的时候，我认识了一个校外的男生。他很帅，很酷，还有点坏坏的。可是我竟然喜欢上了他。但是他不喜欢我，拿我当空气。姐姐，我要不要放手呢？

心结"尘"解：我看你们似乎连手都没牵，也就谈不上放不放手了。现在你还在念初二吧？最好当那个男孩是你生命中一闪即逝的过客，慢慢地遗忘吧，因为我感觉从年龄、心智上来说，这个时候的爱，都像一颗青涩的小樱桃，根本没熟透到可以品味的时候。你觉得呢？

早恋，或不早恋

59■■■■3@qq.com：为什么我们班上很多人早恋？我可以吗？

心结"尘"解：青春期特有的好奇心是其中最大的一个因素。人具有好奇心是天性，何况是好奇心最盛的青春期。有的人对犯罪都充满了好奇感，但你说那是能做的吗？我们能不能将好奇心用在其他有意义的地方？比如对科学的兴趣，对各种自然现象的兴趣，等等。

早恋的表哥

qa■■■■im@sohu.com：上初三的表哥对我说，他最近很烦恼，因为他和同班的一位女生早恋，被姑妈发现了。姑妈大发雷霆，一气之下，找到了那个女生的家里。表哥说，那位女生本来就很害怕被她家里知道这件事，现在闹成这样，她简直没脸见人了。姐姐，遇到这样的情况，我表哥应该怎么办呢？

心结"尘"解：很多青春期男女生都做过一些特殊的梦。他们最初的本意当然是美好的，譬如早恋中的男孩，他真的很想给女孩也给他自己无尽的快乐。但事情发生后，往往事与愿违，其结果一般都是既伤害了自己，也伤害了对方。为什么会这样呢？因为早恋就像一枚涩涩的青果，远没到成熟的时候呢，有的孩子就迫不及待地去采摘，最终当然不会有多美好了。既然你表哥已经早早地涉及恋爱这个命题，就当他早早便有了一种想做男子汉的愿望吧。那么现在，请他拿出男子汉的勇气来，担当起该担当的责任，为他的行为埋单——真诚地与父母沟通，积极消除影响，让家人放心。只有这样，他才会知道，怎样才是真正的成长。

只不过是爱得早了点而已

"忧蓉郁竹"：早恋真的那么不堪？为什么大人都反对？只不过是爱得早了点而已！我们是90后，我们有属于自己的自由！

心结"尘"解：呵呵，早恋不是你们所处的这个时代特有的产物，任何一个时代都可能碰上早恋这个问题。总的来说，早恋对身心会造成一定程度的影响，你长大后就会明白大人的苦衷了。现在的你，心智还不是特别成熟，有些问题还无法考虑到。早恋的后果哪里是仅仅爱得早了这么简单？祝你快乐！

被欣赏是一种幸福

湖北省武汉市钱黎：有个男生上课时老转过头来看我，前天居然还塞了一张纸条给我。班上的同学议论纷纷，班主任甚至还找我谈话，以为我和他……搞得我学习都受影响了。

心结"尘"解：被欣赏是一种幸福，谁知却给你带来了痛苦。你可以先找那个男生谈谈，礼貌地告诉他你的想法，说你想和他成为朋友，但是不能以这样的方式。谈过后，如果他一如既往，并无改变，那你不如勇敢点，把这件事情跟老师说清楚，请老师做一下那位男生的工作，同时最好能帮你换一个座位。

喜欢却不敢让他知道

"爱雪"：我喜欢一个男孩，却不敢让他知道，弄得自己心神不宁，连学习成绩都下降了。我要不要向他表白呢？

心结"尘"解：你看，你因为这个而影响到学习了，这样受伤的就是你自己了。你愿意自己受伤吗？爱情是什么？不如等到你长大一点，再去接触它。那种淡淡的、涩涩的、青果味道般的暗恋，就深藏心底吧，不必去触动它。有一段美好的回忆可以独品，已经足够。

喜欢上了同桌

湖南省安乡县小冯：我和她以前是同桌，但我发现自己喜欢上了她。我不想因为这件事影响学习，于是请老师为我们重新安排座位，这样，我们中间隔了一条"银河"。可是，这个方法并不管用，我现在仍然思念着她，整天精神恍惚，几乎没心思学习了。我该怎么办？

心结"尘"解：现在，问题的关键并不是你们之间空间距离的远或近，而是你心里已经喜欢上了她。从你的来信看，你这"心病"还不轻。这样下去可真的不行，因为你自己已经不能"治疗"它了。依姐姐看，如果不影响到你的正常学习和生活，你不要因此而背上沉重的包袱，因为只要理智一点，这种情感是完全可以想办法控制的。不如这样，你学着去转移视线，比如去参加一项能占据你很多时间的活动，或者在某个假期同家人去旅行，或者做其他能让你感到充实的事情，看看能不能用这样的方式让自己少想她一点，自然地从这段情感中走出来。试试吧。愿你快乐！

对优秀女同学有好感

湖南省常德市陆陆：我对班里一位成绩优秀的女同学颇有好感，有时和她一起交流学习心得。我们之间是很纯洁的同学关系，谁知有同学散布流言，让我和她都很尴尬。难道男女同学就不能交往吗？

心结"尘"解：谁规定男女同学不能交往？要知道，正常的异性交往在人的各个成长阶段都是不可或缺的。中学生对异性产生好奇是一

种正常的自然现象，是性生理和性心理走向成熟的必然过程。在交往中，我们要养成良好的交往心态，尊重对方的人格，保持豁达的态度，言行举止和情感流露要自然、顺畅、落落大方……这样建立起来的同学之间正常的友谊，才可以让大家的学习生活得到良好的互补，有利于同学们的身心健康。

爱了吗

他很温柔地凑近我的耳边，他说这样的感觉多美妙——此刻，全班同学都在用心听讲呢，谁也没注意到我和他这一对同桌间微不足道的快乐。

被调到这个所谓的尖子班后，发现很多事情在我的想象之外。原本以为尖子班会军纪严明，谁知第一件打破这种猜想的事情竟是：座位可以随便调换。就这样，那个下午，他抢在另一位男生之前，坐在了我的旁边。

他的见面语其实也一般：嘿，认识你啦！我的更简短：你好！但从此以后，这样的话流水一样，湿润过"学习"这块必须耕种的土地，走过"友谊"这座若即若离的桥梁，然后顺理成章地，峰回路转，羞答答地倚在"爱情"的门口，顽皮的孩子一样地不停张望……

说他长得不帅那是假的，班里的女孩几乎都被他清澈而又半含羞怯的眼睛迷住。我又怎么会例外，再加上，他说他爱我。于是，我自认为在他面前，可以凌驾于所有女孩之上，因为，我是最终的胜利者。

但是人不是财物，人是有思想的，注定不会在同一所驿站停留。况且他那么活泼，和其他男孩女孩打打闹闹在所难免。但是我初陷爱河，并不懂得爱情到底呈现什么样的颜色。我固执地认为，他的目光每时每刻只能在我一个人的身上停留。但我没告诉他这些想法，只是密切地注意他的一举手一投足……

一个月不到，我的成绩突飞猛"降"，因为焦虑过度，皮肤也失去了原有的少女独有的光泽。我老得那么快！

他的目光渐渐越过我的秀发，停留在下一个梦想的路口。他不再能听出我声音的沙哑，更不曾注意我身体的日渐消瘦，他的身形，愈来愈远……终于在另一个下午，他换到了另一位女孩的座位旁……

我常常问自己，那一年，我爱了吗？其实当时，我不谙世事，哪里明白有些付出原本是漫无目的的。

那一年，我才15岁。

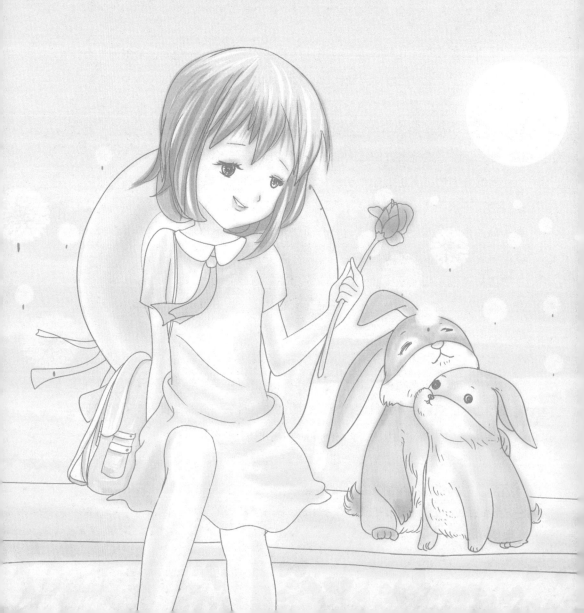

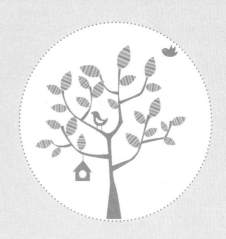

第三部分

"尘"情相拥
——愿你生命永精彩

让时间老去，而我年轻

有一个15岁的女孩身患绝症，生命垂危。

医生悄悄地对女孩的父母说：她可能活不过今晚了。但是她的思维仍然正常，她会很清醒地离开这个世界。

女孩的父亲说：我和她妈妈都很难过，但是我希望她知道这件事。或许对她来说，我们的诚实最为可贵。

女孩听到自己将要离开这个世界的消息后，眼睛闪烁着一种充满信念的光芒。她对母亲说：妈妈，你把我打扮得漂亮点吧，像小时候参加文艺表演的样子。

母亲点点头，为女儿梳理好头发，还在她的脸上涂了漂亮的腮红，把眉毛描得很整齐，嘴唇也搭了透明的泛着光彩的唇釉。于是，女孩看上去虽然无比瘦弱，却仍然很有朝气。特别是那双眼睛，依然神采飞扬。

此时，已经是下午3时。

女孩快乐地听母亲朗诵她最爱听的《灰姑娘》，又很缓很缓地唱歌给母亲听，还看着陪她的护士姐姐们做游戏。

时间嘀嗒有声。午夜过去。

凌晨3时，小女孩翩然离去。

所有人眼噙热泪，却面带微笑，看着她的美丽在脸上定格。因为大家都听到她最后说出的一句话：

让时间老去，而我永远年轻。

这样的坚强与乐观，有谁不因她动容？

时刻都可以

　　一个又热又闷的下午，有人去拜访百岁老人哈里·莱伯曼。出乎来访者的意料，这位身材瘦长、头发花白的老画家并没有坐在舒适的空调室里享受空调的清凉，而是站在树荫下专心致志地绘制一幅油画。莱伯曼告诉来访者，他刚刚同一位日历出版商签订了一项为期7年的合同，画架上的作品即其中之一。

　　来访者看着老人皱纹已深的脸。它依然非常红润，下巴上留着的一撮胡须也一丝不乱，显得精神焕发。老人的衣着也很讲究，整个人看上去不过80岁的样子。80岁！这正是莱伯曼开始学习绘画时的年龄啊！

　　莱伯曼是在一所老人俱乐部里接触绘画的。那是20年前，因为退休后无所事事，他常到俱乐部去下棋、聊天。有一天，一位女办事员建议他到俱乐部的画室去转一圈，并试着画上几笔。

　　女办事员的话让从没摸过画笔的莱伯曼老人哈哈大笑起来，他觉得她简直太有趣了。

　　"您就试试看嘛！说不定真的很有意思呢！"

　　反正也无事可做，那就去看看吧。于是，莱伯曼来到画室。

　　过了一会儿，女办事员走过来，看到了莱伯曼的"杰作"。她惊讶地大叫起来："哎呀，先生，您刚才在骗我吧？看您的作品吧，它就是一位画家画出来的嘛！"

　　就这样，第一次摆弄画笔和颜料的老人从此与绘画结下了不解之缘。"退休后的6年，是我一生中最忧郁的时光。没有什么比一个人等着走向坟墓更烦恼的了。从那次以后，我每天都会赶去画室。用心地去从事一项活动，就像又开始了新的生活。这得感谢那位热心的女办事员，是她让我又找到了生活的乐趣。"

第二年，老人专门去一所学校，参加该校特意为成年人开办的绘画补习班。这是莱伯曼有生以来头一次学习绘画知识，对于年逾八旬的他来说，要用多大的毅力才能在心底里把它不仅仅当作一项单纯的消遣活动呢？学习3周后，莱伯曼的任课老师——画家拉里·里弗斯这样回答莱伯曼对他的抱怨："先生，不是我不想指点您，而是因为连我自己都不及您现在的水平，又怎么敢对您妄加指点呢？"随后，里弗斯甚至自愿出重金买下了老人的一幅作品。

"活到老，学到老。"其实，年龄并不会限制一个人的发展。无论年龄大或小，每个人的身上都有潜力可挖，关键是得愿意去学习某项东西。另外，一个人学问的大小深浅，关键在于有没有足够的毅力、精力和持之以恒的耐力去对待。

库柏在美国南部密苏里州圣约瑟夫城的一个贫民窟里长大。年幼时，因家境贫寒，库柏常常要到附近的铁路旁捡拾煤块，以此来缓解家里经济上的压力。就在他回家的必经之路上，有一伙孩子常埋伏在那儿袭击他，并把他的煤块撒遍街上，以此取乐。于是，幼小的库柏常常泪流满面，总是生活在一种恐惧和自卑的状态中，不能自拔。

后来，是荷拉修·阿尔杰所著《罗伯特的奋斗》一书帮助库柏从心灵的困境中走了出来。在这本书里，也有个像库柏一样遭遇不幸的少年罗伯特·卡佛代尔。那个少年并没有被巨大的不幸压倒，而是以非凡的勇气和道德的力量战胜了这些不幸。这使得库柏震撼不已，并且从中深受启发，希望自己也能具有与罗伯特同等的勇气和力量。于是，在阅读该书的时候，他不知不觉地进入到了主人公的世界，心态也在潜移默化中变得积极起来。

几个月后，库柏又去铁路边捡拾煤块。3个男孩一齐冲向他。库柏这次没有退缩，而是勇敢地迎了上去——虽然他的鼻子被打得鲜血直流，全身也青一块紫一块的，但是最后逃走的不是他，而是那3个恃强凌弱的小霸王。

在库柏的一生中，这一天是个意义重大的日子。相对来说，库柏并没有比过去强壮多少，那3个无端攻击他的人也并不比以前弱小，但是为什么现在的结果却与以前大不一样呢?

　　问题的答案在库柏身上。当他在街头痛打那3个小霸王的时候,他并不是作为以前饱受惊吓的精神上营养不良的库柏在战斗,而是将自己当成书中主人公罗伯特·卡佛代尔那样的英雄在战斗。此时,他早已在心中以一个英雄的形象替代了懦弱的自我,使自己的心态变得坚强起来,塑造出一个勇敢而不可战胜的崭新的自我。从这一点上看,库柏首先战胜的是他自己。一个被自己打败的人,别人当然会对他不屑一顾。

　　所以,我们并不是不能战胜自我,超越自我并重塑自我,关键是有没有做好这样的准备。请记住,每时每刻,你都可以做到。一定能!

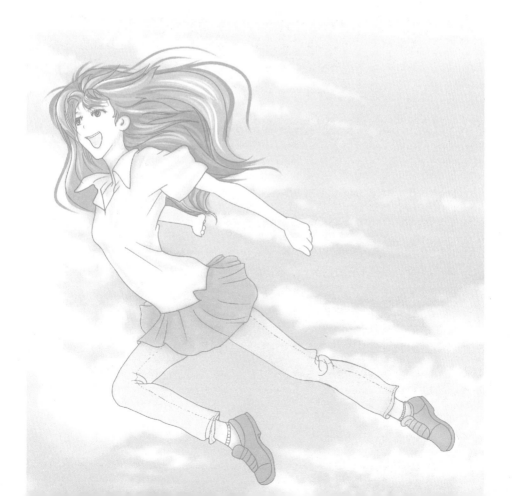

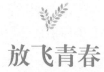

放飞青春

从小学进入初中，世界又像交替耕种的土地一样翻了个新。生活中将不再是童年无忧无虑的气息弥漫，少年的触角早已联结上我们的神经末梢——从此，我们跨入了青春的门槛！于是，我们的功课多了，心思变得更细腻了，压力也大了。但是不管多么忙碌或紧张，我们还得利用一切可以利用的时间去做自己喜欢的事情，更不能放弃愉悦身心的业余爱好——如同我们更加坚定对理想的追求，我们开始寻觅自己青春的梦想。

青春是人生的驿站中一个最重要的站点。踏入青春的站台，我们得学着找准自己的列车将要开往哪一个方向。不是所有为你敞开门的车厢中都有属于你的座位，那一个与你一对一的符号，才能让你以最放心的姿势在青春的旅程中欣赏一切可以欣赏的美好景象。

这时，美好而又奇妙的世界展现在你面前。你会看到，早晨阳光灿烂，云端之上彩云飘舞，青山之巅劲松屹立，山谷之中溪水欢歌，而那枝叶间的幼蛹，也即将破茧而出……这一切都源于活力——青春因活力而精彩！

这个崭新的时代日新月异，谁不洋溢着饱满的热情？谁没有腾飞的愿望？谁不想拥有青春的壮美与力量？

白驹过隙，青春易逝。那么，我们还等什么？在这个最美好最灿烂的季节，我们带着梦想，带着信念，赶紧上路啊！手握激情燃烧的今天，我们将艰辛与怯懦踩在脚下，以丰富的想象力和滚烫的情怀，将我们的青春——放飞！

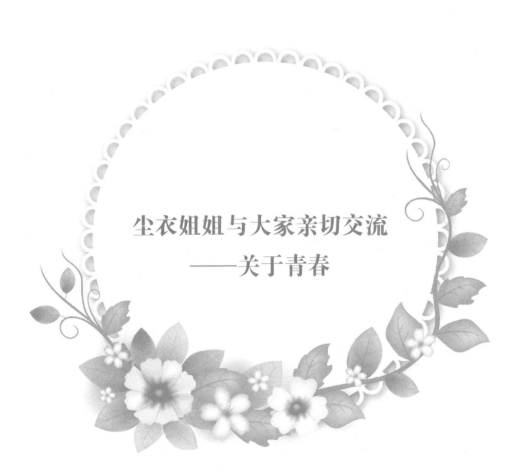

尘衣姐姐与大家亲切交流
——关于青春

想到月亮上面去

广西壮族自治区贵港市小芳：如果我能到山里隐居，或者到月亮上面去，那该多好啊！有时更加"神经质"地想，如果能够穿越时空回到古代，那该多好啊！姐姐，你是不是以为正在读着一名精神病患者的来信？可是，我实在控制不了自己啊！

心结"尘"解：你的思想就像很多电视剧中的情景一样，跨越了时空，倘若没有足够的想象力，是难以产生这种天马行空般的想法的。由此可见，你的视野比较开阔。所以，你完全可以积极一点，将你丰富的想象力运用到文学、绘画等艺术创作或其他你比较感兴趣的事情上去。说不定通过努力，你会在某一方面取得出色的成绩呢。另外，从你的来信中，姐姐仿佛触到了你心灵深处的焦灼不安。表面看起来，你是想逃避现实。不管怎样，现实永远都是未来的基础。所以，你要学着敞开心扉，用充满阳光的心去争取与把握现在所拥有的一切。只有这样，你才会变得充实起来，才会更加热爱这个美好的世界。记住，品质是流水之后的沃土，能够孕育很多东西。

写申请书后就可以入团吗

江苏省如东县林林：姐姐你好，我现在读初一，可以入团吗？是不是写了申请书就可以加入团组织了？如果可以，那我这次怎么没有成功呢？

心结"尘"解：能够顺利加入中国共产主义青年团，是多么光荣而有意义的事啊。因为，共青团是中国共产党领导的先进青年的群众组织，是广大青年在实践中学习共产主义的学校，是中国共产党的助手和后备军。团章总则中明确规定了申请加入共青团的相关条件，正式加入团组织必须严格履行一定的手续。你这次没有成功加入，可能是因为不符合团章中的某些规定比如年龄或其他条件。希望你经受考验，继续努力培养自己高尚的情操，在各方面更加严格地要求

自己，升华自己，积极向团组织靠拢。这样，你的愿望一定会变成现
实。

必须保护的青春期

甘肃省天水市小乔：我喜欢唱歌，想报名参加《超级女声》或者《梦想中国》，可是现在我还只有14岁，不符合活动中"选手必须年满18周岁"的规定。这样的规定合理吗？

心结"尘"解：我看这是一种对青少年十分真诚的保护措施。很多学生的辨识力还十分不足，以为通过一项选秀活动便可以一夜成名。然而崭露头角者不过是凤毛麟角。再说，对于音乐的发展来说，这样的节目不但没有更积极的作用，反而助长了大家的浮躁之气。为了参加2005年的《超级女声》，很多孩子竟然逃课去报名参赛。更有甚者，一位原本活泼可爱的女孩为了参赛，不惜将自己饿得瘦骨嶙峋，最后惨死街头。这是一个多么沉痛的教训！作为学生，学习才是首要的。将唱歌当作爱好当然可以，如果将它作为今后的发展方向，那就更要脚踏实地，苦练基本功，这样你的音乐之路才会走得更长久。

主持人对追星的看法

江苏省如东县林霖：我喜欢湖南卫视的主持人××。请帮我问问她对学生追星有什么看法？谢谢！

心结"尘"解：我特意去某网络聊天室跟××聊到这个问题，下面是她的回复，希望你能满意：我的节目大部分观众是学生，我在节目中经常提醒他们，学习才是主要任务，不要盲目地追星，喜欢也要放在心里。作为音乐节目主持人，我希望在节目中能够引导大家正确地了解音乐、欣赏音乐。

青春期变得敏感

广西壮族自治区阳山县小雨：姐姐，你说一个人进入青春期后，为什么就变得敏感许多呢？而且烦恼总是影子一样丢也丢不开，真烦！

心结"尘"解：是呀，我们既然在长大，经历的事情当然会越来越多，心理上肯定会有变化的。加上进入青春期，身体也发生很大的变化，这些也有可能会影响到心情。不过真的没什么，青春期的烦恼对于整个人生的烦恼来说，还仅仅是个开端而已，以后当你大学毕业，你还会面临很多实际的大事，比如就业、婚嫁、生子等等。现在的小烦恼算得了什么？你不如把它看成人生的演练场，现在的烦恼不过是在锻炼你的意志呢。那么就好好地正视，稳步跨过去！

正确判断，自我约束

湖南省安化县小漫：我是个十足的坏女孩，曾顶撞过两位老师，还与男生打过架。很多老师与同学都对我有很大意见。姐姐，其实我也不想这样，要怎么做才能改变他们对我的印象呢？

心结"尘"解：首先要肯定的是，你敢说敢做，这是你的优点。姐姐看你现在并不是不可救药，可能只是不自觉地模仿社会上的一些不良行为，这还没有侵害到你的本质。但是你要明白，不良行为离违法犯罪往往只有一步之差。等你对自己的行为能够进行正确的判断时，你对自己的约束就会使你的言行变得好起来，从而改变老师与同学对你的看法。相信今后你敢说敢做的优点，不仅在你的行为转变上能够得以充分显现，就是在你的学习上，也会起到立竿见影的效果，这样的话，你就不难成为一个品学兼优的好学生了。姐姐相信你可以做到。

我喜欢周杰伦的歌就说我盲目崇拜

湖南省平江县小钟：姐姐，我很爱听周杰伦的歌，他的每首歌我都喜欢得不得了。可是有人说我是盲目崇拜。

心结"尘"解：真巧，姐姐也爱听周杰伦的《东风破》呢！任何歌手的好歌只要能够打动我的心，我就会喜欢。如果一首歌能让我们感到身心愉悦，能触动我们的心弦，我们就没有理由无端地去排斥。周杰伦的音乐才华的确是非凡的，不过我对他还没达到痴迷的地步。如果你能在喜欢他的过程中获得无比乐趣，你喜欢他当然就是无可厚非的，但前提是，不影响你的学习和生活，也不影响别人的学习和生活，对吧？

思想各有各的模样

湖南省武冈市小媛：最近，我和同学在讨论一个问题：人的思想到底有没有一模一样的呢？姐姐，你能给我们一个正确的答案吗？

心结"尘"解："世界上没有两片相同的树叶。"从生理的角度来说，每个人的大脑组织是绝不相同的。而人的思想，都是受大脑控制，所以也不可能一模一样。另外，因为每个人所处的环境不同，所经历过的事情不同，其思想也必定不尽相同。但也有这样的现象，对于某些问题的看法，又经常会有不谋而合的时候，这就与大家的人生观、对待事物的态度、所受到事物的影响都有关系了。

想哭就哭吧，哭完再笑

湖南省岳阳市露露：姐姐，最近我与朋友参加了一次征稿大赛。现在，她们都收到了决赛通知，而我没有。我由衷地为她们高兴。可独处时，我却哭了。这是为什么呢？

心结"尘"解：有一种"喜极而泣"的说法，讲一个人高兴到极致时的表情，不是笑，而是哭。听起来，你的哭似乎不太可能是因为高兴的缘故。虽然你为她们感到高兴，但因为你自己没有入围，你的潜意识中便产生了一种失落与受挫的感觉。当你与她们在一起，分享着她们的喜悦时，这种感觉并没有表露出来。一旦独处，情绪便特别容易蹦出来，产生波动，这是正常的。想哭就哭吧，释放一下也没什么不对。不过哭过之后，可得振作起来，笑对失败。你说呢？

不公平，给我答案！

江苏省赣榆县小孙：我忽然觉得好多事都那么不公平。为什么我没生在城市？为什么老师喜欢的人不是我？为什么同学比我有钱？……姐姐，请给我一个答案！

心结"尘"解：每条河流都有着不尽相同的源头，谁也不能苛求自然能平等地对待每一条河流。黄河、长江之所以能成为大川而不是默默无闻的小涧，不同的是它们的源头生生不息，并且能够用博大的胸怀去聚集很多小溪小河的力量，不断地使自己得以壮大、发展。但即便这样，它们也不可能拥有一切，做的也只能是它们自己，长江只是长江，黄河只是黄河。请记住：要想大有作为，活出自己的价值，首先，你自身必须充满活力，你的源头必须有活水常流！其次，胸怀要宽广。做好自己，比什么都重要。

我的青春，与众不同

湖南省新宁县"侠客行"：我喜欢跟男生打架，也不太把老师放在眼里。姐姐，我并不想这样啊！

心结"尘"解：很多青春期的孩子容易产生叛逆心理，这是正常的。不过，凡事要有度，不能太过。如果不能及时扭转过来，一旦发展成不良行为，那就不正常了。你内心不想让自己"坏"，这是多么可贵呀。将你敢说敢做的特点运用到生活与学习上来，攻难克坚，相信你会成为一个品学兼优的好学生。

想家的孩子伤不起

湖南省永州市阿哲：我第一次在校寄读，每周离家时都会泪流满面。真担心这会影响我的学习。

心结"尘"解：第一次离家，熟悉的环境忽然被陌生的环境取代，确实一时难以习惯。你可以多与新老师新同学交流，多看书，一来可以让自己生活得充实；二来也可以借此转移注意力，不会总想家。另外，是雄鹰就要搏击长空，是男儿就要目光远大，将想家的心情藏在心底，将对家的依恋当作奋斗的动力，认真学好一切，你会越来越棒！

祸不单行，前路还长

广西壮族自治区凤山县汤平：去年初，我爸爸做生意亏了一万多元钱。4月，又不幸撞昏了头，变得傻乎乎的，失去了工作能力。现在，全家的重担都落在妈妈的肩上。我真想退学帮帮她。可是前面的路还那么长，没有知识我能走得下去吗？现在同学们都说笑容从我的脸上消失了。我还能笑得起来吗，就像写这封信时，我还一直含着眼泪！

心结"尘"解：看完你的来信，我喉头哽咽。人生当然不可能是一帆风顺的，但是，你却遭遇了太多。你是一个懂事的孩子，懂得为家里、为明天着想。但是你要记住一条：无论多么困难，只要还在学校一天，就要抛开一切烦恼和担心，把这一天的书念好！电影《背着爸爸去上学》的主人公石娃就是一个非常坚强的孩子，才16岁就担负起沉重的人生重担。姐姐相信你也有这样的志气和能力！

另外，你可以请老师帮你找找上级教育主管部门，看能不能给予适当的帮助。见了这封信的朋友，也请伸出你热情的双手。希望春天不会离你太远。

🦋 妈妈信任的是拾金不昧的我 🦋

湖南省冷水江市小刘：一个晚自习后，我在校园中无意中捡到了一个皮包。回家后，我想要是有人找我才给他，所以就暂时放在家里了。放学回来，妈妈就兴师问罪了，无论我怎么解释都不管用。为什么她不信任我呢？

心结"尘"解：我想，"拾金不昧"这个词你应该早就学过的。捡来的东西不是你自己的财物，不管有没有人找，都应该交还人家。如果你自己找不到失主，皮包是在校园里捡的，可以交给老师，让老师帮着找。所以这第一步，你错了。妈妈对你要求严格，是因为爱你。如果她现在放纵你的错误行为，你就会在错误的路上越走越远，这样反而会害了你。所以，你要理解她的心情。现在你不必难过，主动向妈妈承认错误，然后将皮包交还失主，妈妈会原谅你的。希望你能拿出这份勇气来，做一个真诚的孩子。祝你快乐！

🦋 自己做不到，别人就做不到？别在意！ 🦋

湖南省望城区小彪：我觉得勤工俭学是我们青少年不该排斥的一项活动。这次班里组织的采茶叶活动中，我差不多完成了老师规定任务的两倍。谁知大多数同学不相信，还说我是买来骗老师的，我好生气呀。今后这样的活动我不参加行吗?

心结"尘"解:勤工俭学是我们国家提倡的一项活动,它与我们道德理念中的勤奋、节俭、自立、自强是分不开的。你的想法是正确的,你也做得很好。既然你不是为了图慕虚荣而去做的,用得着那么在意别人的看法吗?有可能的话,你应该说服他们要更加努力才行,千万不要说一些气馁的话。今后有这样的活动继续大胆地参加吧,而且要做得更漂亮!

姐姐在你们心中最美

湖南省会同县慧佳:姐姐,在你的信箱中,你有时就像一个同龄人在和我们分享快乐;有时像个长辈一样帮我们改正错误和缺点……反正你是一个善良、美丽、大方的好姐姐。嗨,我可不是在拍你马屁,在我心中你实实在在就是这个样子。

心结"尘"解:呵呵,你这话说得姐姐好高兴啊。"我能为你做些什么?"这就是姐姐办这个信箱的目的呀。外表美不美并不重要,重要的是必须有一颗善良仁爱的心,能为大家做一些实实在在的事。能够做到这些,这个人的形象在大家的心目中就会很好了。姐姐只要在你们心中是最美的,就行了。

进入中学很孤单

河北省保定市文文:进入中学,我非常不适应现在的环境,总觉得自己很孤单。

心结"尘"解:换了新环境,一般都会有一段时间不适应,这是一个过渡时期。有的人适应陌生环境的能力强,只要几天甚至当时就与新环境融为一体了;而有的人适应能力相对弱一些,所以就有些障碍,一时调整

133

不过来，甚至会感觉与周围的新环境格格不入。这是正常现象，不要有太多顾虑。只要调整好自己的心态，主动与大家交流，积极参与集体活动，很快就会适应的。祝你快乐！

想与姐姐成为知心朋友

湖南省新邵县晨理：偶然的一次相逢，我就喜欢上了你的栏目。我有太多的心事想对你说，不知这封飘零的信你能不能收到？不知我们可否成为知心朋友，姐姐？

心结"尘"解：从你读到那些栏目的那一刻起，我们就已经成为朋友了。每天我都在这里守候着同学们的信件或电话，倾听你们诉说心事，陪你们守望青春，陪你们放飞梦想，陪你们放歌，陪你们起舞，更希望能为你们做一些具体而实在的事。记住，我们的友谊，永远，永远……

我也不想沉迷电脑，但控制不住

湖南省祁阳县希希：我是一个非常爱玩的人，很小的时候就迷上了电脑，现在成绩直线下降，不但爸爸妈妈责怪，自己也后悔不迭。姐姐，我该怎么办？

心结"尘"解：爱玩不是缺点，玩得连学习都忘记了那就是大缺点了。你说自己爱玩，何不将学习也当成一种快乐的游戏？那些奥妙无穷的知识海洋，神奇莫测的数字符号，风云际会的历史长河……有机地组合在一起，不就是一个奇妙无比的世界吗？如果你觉得迷上电脑是好事，那就干脆迷它个彻底，迷到比尔·盖茨的水平！可是，都像你那样迷上后就不肯好好学习，掌握真本领，最终的结果，当然只能是"视力下降、成绩速降"了。如果你现在对自己哪怕仅有一点点信心，希望今后能够有所成就，那就抓住这一点点自信心，好好学习基础知识吧，亡羊补牢，未为晚矣。

想学小提琴又拿不定主意

湖南省娄底市"琴声悠扬"：我喜欢拉小提琴，非常想学，可又拿不定主意。

心结"尘"解：你这个名字真让我喜欢，看得出你是真心喜欢小提琴的美妙声音。在学习的间隙，能做些自己喜欢的事，比如音乐、美术，或其他，既学到了知识，又陶冶了自己的情操，提高审美情趣，好处是不言而喻的。只要家庭条件允许，学习时间能够保证，让自己在音乐的圣殿畅游，何乐而不为呢?

融入新环境需要时间

浙江省苍南县鹏鹏：我对新的学校、同学和老师一点也不了解。这让我心情沉重，不知如何应对初中生活。

心结"尘"解：人生中总要面对新的生活，接受新的事物，我们要学会取其精华，去其糟粕，或许这就叫成长。要融入一个新的环境，是需要一段时间的。现在你可以积极主动地走向同学，大胆地接近老师，敢于表现和展示自己，与大家在交流中相互了解，然后接受。相信你的初中生活一定会丰富多彩!

想在寒假中做有意义的事

湖南省郴州市小韩：姐姐，我想在寒假中做一些有意义的事，你能向我推荐一些活动吗?

心结"尘"解：有几种方式你可以参考参考：1.去农村体验

乡村生活。2.开展手拉手献爱心活动，关心贫困山区的同龄人。

3.去附近部队或野外开展野营活动，提高自己的生存能力。4.去干休所听革命前辈讲英雄事迹。5.去名胜古迹，领略祖国大好河山的壮丽。6.去社区做调查，写一篇小论文……相信你的寒假生活会丰富多彩的！

当个班长不容易

陕西省澄城县怡怡：这学期我竞选班长成功。可是学习不冒尖，工作便大胆不起来，对班上有些不良现象不敢去管。总担心人家会说自己学习都不好，还管别人。我现在压力真的很大。

心结"尘"解：我觉得你是自己给自己画了一个怪圈，圈住了自己。你看，在强手如林的竞选中你能当选为班长，你体验到的本该是满足感、自豪感、成功感才对呀，可你现在的想法却完全相反。这就是你给自己所画的怪圈在作祟了：成绩原本一般，却要不甘人后竞选班长来促成绩；一旦当上班长，就以为班长的成绩就该是一流的；一旦成绩并非一流，就以为已经失败，连管理都不敢放开手脚。这样，便进入了一个认知误区，自陷压力之中。现在，只要跳出这个怪圈，你就不会有压力了，而"拥有一颗平常心"就是你跳出来的"工具"。有了它，你就可以醉心于学习的过程中，理直气壮地管理班上的事务，一切都会有条不紊地进行。请你记住：过程比结果更重要。

适当适时地展示自己并非坏事

湖南省岳阳县弯弯：我学习电子琴后，有时爱表现一下自己，有同学说我臭美，影响了他们。

心结"尘"解：适当适时地展示一下自己并不是坏事。但是当你表

136

现太过或者影响到别人的工作、学习或休息时，便会引起人家的反感了。只要你用心提高自己的水平，在适宜的场合充分展示自己的才艺，相信别人一定会欣赏你的。那时你会更快乐。

🦋 感到孤独无比 🦋

江苏省扬州市栋栋：我感到自己孤独无比，同学们都对我敬而远之。这让我很苦恼，却没有办法解决。

心结"尘"解：只有走出自卑的阴影，你才能快乐起来。其实不难，你不妨试着去一个离家较近但你并不熟的地方，向人家问问路，或者去银行兑换一下零钱，总之，多进行与人特别是陌生人交往的训练，让自己的心理适应这一切。在班上，当别人与你交往时，要积极回应，最好面带微笑，这样可以极快地缩短与大家的距离。但这还不够，你还要主动参与同学们的活动，比如打篮球等，人员越多，越能让你的心理得到锻炼。坚持下去，你会发现，孤独早就无影无踪啦。

🦋 自认为高尚才帮助同学 🦋

湖南省望城区小游：前几天下大雨，我因为帮助同学将自行车上的泥巴弄干净而迟到了几次。有位同学说我是自认为高尚才去做。姐姐，难道我错了吗？

心结"尘"解：助人为乐是充分地体现对他人的关爱的行为，是中华民族流传数千年的优良传统。任何人（包括那位同学）都会有碰上困难的时候，如果自己解决不了时，有人真诚地对我们伸出援助之手，我想，我们一般不会拒绝，且对他心怀感激。反过来想想，或许下次我们也能找到机会回报他。所以，我们为什么不去尽自己的努力帮助那些有困难的人们，给他们温暖、方便和快乐呢？小游，你是对的，坚持你自己！

成绩下降变沉闷

湖南省江永县袁珠：最近，我的成绩下降了，朋友们对我也冷淡了，我变得越来越沉默。我要怎样才能找回那个活泼的我呢？

心结"尘"解：沉默真的是金吗？别人在谈话，自己却在沉默，不把你当成哑巴才怪呢！多发言，与朋友交谈，正好锻炼自己的口才，说不定以后还能在演讲赛上获奖呢！一举两得，利大于弊，何乐而不为？

新环境让我陌生而紧张

湖南省津市市航航：从小学进入初中，新环境让我感到陌生、紧张……

心结"尘"解：姐姐教你最重要的两招：1. 尽快去熟悉校园的每一寸地方，认识老师（至少是你的任课老师）和同学，让自己走到哪儿都有一种熟悉的"家"一般的感觉，见到谁都能闻到一种亲切的气味。2. 以饱满的激情培养良好的学习习惯，让自己做到课前有准备，课中认真听课，课后有巩固。当环境上相当熟悉，学习上也得心应手时，你的陌生和紧张感就会消失得无影无踪啦！

喜欢清静

湖南省长沙市斯贤：姐姐，我喜欢清静一点，独自看看书，画画图。有的同学不理解我为什么如此孤独。可是，孤独有什么不好呢？

心结"尘"解：在我看来，孤独有它独特的魅力，很多事情，不能忍受孤独的人是断断做不到的。来看看著名作家周国平先生的一段精妙谈话："世上没有一个人能够忍受绝对的孤独。但是，绝对不能忍受孤独的人却是一个灵魂空虚的人。世上正有这样的一些人，他们最怕的就是独处……对此我只能有一个解释，就是连他们自己也感觉到了自己的贫乏，和这样贫乏的自己待在一起是最没有意思的……"希望大家能从中获益。

向往自由，现实生活像囚笼

山东省青州市伍凡：我向往自由、无束缚的生活，可现实并不如此——在学校时有老师管着，在家有父母管着。这样的生活就像个囚笼，简直让我窒息。我该怎么办呀，姐姐？

心结"尘"解：俗话说得好，"无规矩不成方圆"。老师和父母这样的管束并不是没有道理的。因为我们还没完全成熟，不一定能正确对待生活中的种种诱惑。你把这个比作囚笼，以为委屈了自己，强迫你放弃了许多生活乐趣。但你知道吗？严格的管束，可以帮你养成良好的习惯，因为等你长大后，真正的社会生活中是没有人来替你管理你的生命的，所以现在能做到不放纵自己，不去贪享一时安逸，会为今后的生活打下让你获益终生的基础。何乐而不为？

不知道为什么郁闷

lou■■■■gu@163.com：姐姐，不知道为什么，我特别的郁闷。别问我为什么，因为连我自己都不知道为什么郁闷，姐姐我够郁闷的吧？希望能得到您的帮助，谢谢！

心结"尘"解：哦，是不是最近"郁闷"比较流行？有好几位同学向我"诉苦"，都提到被没有缘由的烦恼所困。也许这是大家同时进入了情绪波动期的坏情绪阶段吧。你说感觉特别郁闷又不知道郁闷的原因，这个好办。试着用笔和纸把你能想到的"郁闷事"一一列出，好好想一想。比如碰上烈日当空，上街却忘带遮阳伞的"郁闷"，你可以这样想：这也好呀，"黑妹"

更富健康美嘛——就这样，遇到坏事想好事，换个角度，心态就平和了。解决问题的关键是要善于多把坏事转换成好事，而不是因为丢了一元钱，你却失眠一整晚。

🦋 你的才华和你的时间 🦋

618■■■■■289@163.com：姐姐，我这人就是太聪明了，没办法。我不想花过多的时间去学习，就想游山玩水。这样行吗？

心结"尘"解："人一生中两个最大的财富：你的才华和你的时间。才华越来越多，但是时间越来越少。我们的一生可以说是用时间来换取才华。如果一天天过去，我们的时间少了而才华没有增加，那就是虚度了时光。"这是我摘录的一段话，送给你。

🦋 只要多站起来一次 🦋

Y55■■■■69@126.com：谭星姐姐，我怎么觉得最近心情差得不行啊——竞选班长失败，考试退步，参加拓展训练也表现最差。难道我就这样一直处在失败当中吗？

心结"尘"解：一个小孩在学步。一步，两步……走不了几步就会跌倒一次。但他每次喊一声"妈妈"后又站起来继续走。最后，终于学会了走路。人生何尝不是如此？请记住，无论跌倒多少次，只要站起来比跌倒多一次，你的人生就是成功的。

用希望点亮生命

e23■■■■963@126.com：失败过一次，妈妈要我继续努力。但我不甘心，为什么？于是好伤心，好绝望。姐姐，我还有明天吗？

心结"尘"解："真正点亮生命的不是明天的景色，而是美好的希望。我们怀着美好的希望，勇敢地走着，跌倒了再爬起，失败了再努力。永远相信明天会更好，永远相信不管自己有多平凡，都会拥有属于自己的幸福——这才是平凡人生中最灿烂的风景。"这段话，适用于所有人。

毕竟没有人可以预见未来

59■■■■1@qq.com：姐姐，最近感觉人生很迷茫，与朋友之间的关系也是，再怎么努力与宽容，还是难以相处。我该怎么办？

心结"尘"解：曾经看到过这样一段话，是一个网友写给自己的，感觉正好可以解答你这个问题。她是这样说的：毕竟没有人可以预见未来，所以我努力去珍惜身边的每一个人。但是，要走的人你留不住，我只能把握住那些在乎并爱护我的人。过去那些年，从无知懵懂到深识人心，笑看某些人留下的伤疤，看着真心的、虚伪的……一张张脸，越来越远，痛苦却又无能为力，笑叹无所谓，背后却是泪流满面。嗨，世界是自己的，放下过去才能前行。那些曾经以为一辈子都不会忘记的事情，却在我们念念不忘的日子里，被我们遗忘了。

"满血复活"，你试过吗？

91■■■■2@qq.com：姐姐，总是有人欺负我，不理我。我为什么活得这么失败？

心结"尘"解：微博上有朋友说自己"满血复活"，姐姐给他的回复是："霸气！彪悍的人生就该有这出。"遭遇挫折，难免会有失落甚至绝望的时候。但不管如何，打倒你的，最后只有一个人，那就是你自己！如果一个从挫折里一路摸爬滚打过来的人，能对你讲出这样的肺腑之言，请你一定要记住其中的正能量！

青春是你的，没错，但你无权伤害它

16■■■■87@qq.com：我想对全体老师说几句话！改校服又不是花你们的钱！留刘海又不是挡你们的脸！考不及格又不是你的成绩！逃课又不是只逃你教的那门！谈恋爱又不是和你的家人谈！你们就是忌妒我们的青春！

心结"尘"解：这个，这个……站在你们青春的立场，谭星姐姐我可不怎么赞同啊。为什么？比如，挡住你眼睛的刘海，影响的确实是你的视力，跟老师确实没关系。可是，视力降低了，是谁受伤害呢？青春可不能以伤害自己为目的，否则，那就真的太辜负青春了。当然，青春更不能以伤害他人为目的，否则，那就真的枉费青春了。

青春从来不曾亏待过我们

10■■■■25@qq.com：姐姐，更年期撞上了青春期，都难搞，道理我明白。可是，我的青春就太乱套了，整个是茫无头绪、手忙脚乱。是不是青春原本是个吝啬的家伙，只知道跟我过不去？

心结"尘"解：嘿嘿，你也是个顽皮的家伙。来，跟你分享一下《除了青春，我们一无所有》中的一段话："青春从没亏待过我们，是我们亏待了青春。

文字太轻，回忆太重，请珍惜或怀念，我们永不再复的青春。去疯去爱去

浪费，去追去梦去后悔。被父母忽视和误解、被同伴欺负、被邻居讥讽、找不到一个可以拉一把的人……我们也曾有过这样的年少时光。"怎么样，现在的感觉，是不是变得棒了点？

培养自己的独立性

122■■■333@126.com：姐姐，我上初中了，同学和老师都劝我寄读。可是，我害怕，不愿意离开父母啊！

心结"尘"解：2013年最火的一个电视节目《爸爸去哪儿》，你一定也看过吧？Kimi从节目前面几期的不愿意离开爸爸，到后面几期独立完成任务；Cidy从最初的"哭闹大王"到最后观众眼中的"女汉子"……这就是成长。我们也可以培养自己的独立性，让自己锻炼一下是很有好处的。你不如借此机会，"品尝"一下寄读生活，一定别有滋味。不信你试试，呵呵。

学会自我增值

xihe■■■ai@126.com：进入初中，人反而懒了，因为不好玩。小学多快乐呀。3年呀，该怎么度过？

心结"尘"解：这里有十几个步骤，会告诉你怎么给自己增值：1. 每天阅读。2. 学习新的语言。3. 一点点克服恐惧的事情，直到战胜它。4. 升级各种技能。5. 承认自己的缺点。6. 向你佩服的人学习。7. 有固定的朋友。8. 培养一个新的习惯。9. 好好休息。10. 帮助他人。11. 让过去的过去。12. 找到自己觉得好玩的事，专心去玩。

阳光点，少年

61■■■■00@qq.com：我真的想对着天空大喊，想发泄自己的情绪，想释放真正的自己，想和别人打一架！我的心绪该向谁诉说？

心结"尘"解：找个无人的空旷地带，想喊就大声喊；然后随手抓几块石头，想怎么扔就怎么扔——前提是不损坏别人的财物！这种发泄，当然会有一点点作用。更有作用的，是你能战胜自己的内心，让它变得阳光起来。想象一下，阳光暖暖的，照在身上，会有多愉悦，会有多愿意去干自己喜欢干的事！

适度自恋，我看行

78■■■■41@qq.com：姐姐，跟你说个秘密，答应我，不许告诉别人我的名字哦！呵呵，我很自恋。别人这样说我，我自己也这样认为。我觉得自我感觉好就行呀。而且，你看，我很快乐！

心结"尘"解：嗯，听得出你的快乐。有的人，自恋起来无法自拔，各种出格行为频出，严重的会打扰甚至伤害到别人。值得注意的是，他们并不知道自己有多自恋。如果过度自恋到这些程度，我看是有点小小的"自恋狂"，属心理疾病，得找医生咨询咨询。但是，如果知道自己是自恋，知道这样能让自己快乐一点，一般就不用治了。我们不妨把它当成一种生活状态，如同生活的调味品。有积极作用的适度自恋，我看行。

乖孩子心中往往藏着深深的恐惧

25■■■■75@qq.com：我很乖，我真的很乖。别人眼中，我就是个十足的乖孩子：性格温顺、成绩好、乐于助人……可是，他们看不到，我内心深处，其实很害怕这个世界。

心结"尘"解：乖孩子心中往往藏着深深的恐惧。因为外人只看到表象，无法或根本不想进入他们的内心世界。外人越是这样，他们越是不敢表露自己本真的一面，哪怕那本真的一面并不坏。长此以往，他们内心的纠结越来越厉害，恐惧感越来越强。你不用太在乎别人对你的印象，适当地释放天性，你会获得真正的快乐。

大部分烦恼都是自寻烦恼

83■■■■29@qq.com：姐姐，我最近是不是又进入了烦恼季？起床时烦恼，吃早餐烦恼，上课烦恼，吃中餐烦恼，下午烦恼。最可恶的是，睡觉躺在床上了还在烦恼！烦不烦啊！

心结"尘"解：瞧瞧，就这么一小段话，你说了9个"烦"字。烦不烦啊你？哈哈，开玩笑的啦！有这样一个实验，心理学家要求试验者先备好一个小箱，贴上标签"烦恼箱"，然后在固定的时间如每周日的晚上，写下一周内所有的烦恼，过3周后再打开箱子。结果，超过90%的烦恼都没发生，因为大部分烦恼都是自寻烦恼。姐姐问你：剩下那10%的烦恼，你能对付吗？

给自己这个容器装下了什么

a2a■■■■529@sina.com：我是一个胖子，我满身装的是智慧。谁再敢笑我我跟谁急。姐姐，你说我能不胖吗？

心结"尘"解：人生就是一个容器，装下的快乐多了，烦恼就少了。你这个"容器"，装的竟然全是智慧。佩服，佩服啊！哼，像你这么乐观，不胖才怪！

活下去

ahf■■■■kde@163.com：姐姐，我家最近发生了好多事，真是屋漏偏逢连夜雨，寒霜单打苦命人！活不下去了！

心结"尘"解：不，一定要活下去！你是家庭成员之一，当然有义务为家庭承担力所能及的责任。如果家庭成员个个都承受不住打击，你们家不就垮了吗？姐姐这个正月也比你好不到哪里去：伯母去世，尽完孝便得了有史以来最严重的感冒；感冒没好，婆婆又去世；刚尽完孝的第三天，即腰痛突发，疼痛到无以复加，不得不入院治疗……谁愿意摊上这样的事？摊上这样的事谁又会快活呢？但是，生活是必须继续下去的。这不，姐姐给你的回复便是带病完成的。姐姐的回复若能让你有信心继续前行，这不正是姐姐继续活下去的理由之一吗？一起加油吧！

回忆很痛苦

yi■■■■chya@126.com：有好多痛苦的回忆伴着我，抹不掉。

心结"尘"解："我们一生之中，要牢记和要忘记的东西一样多。记忆存在细胞里，在身体里面，与肉体永不分离，要摧毁它，等于玉石俱焚。然而，有些事情必须忘记，忘记痛苦，忘记最亲近的人对你的伤害，只好如此。"姐姐借用了这段话，与你分享。

🦋 不要没有主见 🦋

323■■■137@126.com：我这人别的都好，就是有一样不行。是这样，不知是不是胆儿太小的原因，我常常不是特别有主见，有点别人指东我不太往西的意思。

心结"尘"解：遇上一件事，当大家争执不休时，千万不要没有主见，人云亦云很容易让你失去立场。究其实，没主见还是缺乏自信的缘故。平时注意一下，有意识地去培养自己的胆识——不要常用缺乏自信的词句，不要轻易推翻已经决定的事。

🦋 主动权在我们自己的手上 🦋

678■■■255@126.com：总觉得生活薄待我，让我感觉不到一点快乐。

心结"尘"解：生活对我们每个人都是公平的，我们也应该公平地去对待生活。譬如霍金，虽然身患重疾，却拥有一个智慧的头脑，将宇宙研究得无比透彻，从而为我们所敬爱。假设他不在逆境中奋发图强，而是自暴自弃的话，结果会如何呢？所以，生活的主动权在我们自己的手上。无论学习，还是交友，只要你积极主动，谁都不会无缘无故地拒你于千里之外的。

收买就是作弊

dfr■■■■■ae@163.com：姐姐，就要竞选班长了，我想让同学们选我，就计划着用钱买东西送给他们，可是又觉得这样是不是作弊。我现在很纠结，您说我该怎么办？

心结"尘"解：值得庆幸的是，你还没这样去做。用钱收买同学当然是作弊了，是不对的。竞选，顾名思义，竞，就是竞争，是要凭实力的。如果你真的想当班长，就要明白几点：第一，要做诚信的榜样。孔子说，人而无信，不知其可也。他的徒弟子路也说，言必信，行必果。做班长首先自己要诚实守信，树立在同学心目中的威信。第二，要有管理班级的真正实力，如领导能力、组织能力等。第三，其他因素，譬如热情、为班级荣誉而战的决心等。只要你这样去做，一定可以赢得同学们的好感与支持，当班长也就指日可待了。你说呢？

为什么有那么多过不去的坎

liyi■■■■■5i@sina.com：以前听姐姐您说过，"走过去，前面就是个天"。可是，我这十几年的人生，却一次接一次地有很多坎迈不过去，让我很绝望。

心结"尘"解：为什么有那么多过不去的坎？可能还是努力不够、耐心不够吧。记得我编辑的一篇卷首语《743算什么》。文中的作家曾经投700多次稿都没有被采用，但他仍然不灰心，继续写下去，坚持投递出去，最后终于获得成功。所以，人生中的坎虽然不少，但只要一个一个地去消灭，就不会有你先前的那些感叹了。

难过的时候，你喜欢做什么

"心有灵犀的鱼"：我难过的时候不知道怎样做才好，真难过啊！姐姐，难过的时候，你喜欢做什么？

心结"尘"解：难过的时候，我可能不说话、不好动、不哭泣或不发呆，也可能不停地没话找话，不停地做这做那，不停地哭泣，或躺在床上、坐在桌边发半天呆——真矛盾呀我。其实更多的时候，我会静静地听最喜欢的歌，从头听到尾，一遍又一遍；或去最理想的地方，看向往已久的风景；或看遍所有的电视节目，看得遥控器从手中轻轻滑落；或对着镜子看会儿自己的双眼——它们一会儿清晰，一会儿模糊，不断地更替——这个最管用，心往往会在某个瞬间豁然开朗。

人生不过如此，且行且珍惜

han■■■■■ni@sohu.com：姐姐，心里总是想着别人，什么都是为了别人，我活得好累。

心结"尘"解：林语堂写道："人生不过如此，且行且珍惜。自己永远是自己的主角，不要总在别人的戏剧里充当着配角。"善良、有责任感的人总是多为他人着想，为父母、为兄弟姐妹、为朋友、为同学、为上司、为同事……这当然值得提倡。但当你的承受能力不够时，就担负不起这么多的责任，自然会感到很累了。珍惜身边的人，力所能及地去做吧。与你共勉。

新，新鲜的新

新，新鲜的新。

新，新鲜的新……

还记得初次入学时老师以这样的方式教我们认读汉字吗？那时候，我们已经知道，一些结构可以成字，一些字可以成词。可是一些词呢，又能成为什么？

新，新鲜的新，新奇的新，新年的新，新生的新，新娘的新……

世界对我们来说，新鲜的物事何其多。春的花，冬的雪；草的芽，藕的茎；才升的红日，初生的婴儿；一天的第一刻，一年的第一天；几种不同元素合成的截然不同的事物……

新生的事物总是让人看到更多的美好，而忽略其背后阴暗的一面。有人说，老司机比新司机胆小、规矩、不抢行、不闯灯，越来越胆小，这是规律。而那些从商的人，老老板则比新老板老实、规矩、实在、专注，越经历越胆小，这也是规律。

果真如此！初生的牛犊何曾想过要去害怕一只虎呢？当一切在我们的脑海中不过是原初的混沌与未知时，我们不如认为自己就是一位"无知者"。无知者的眼中，一切都是鲜活的，都是待探究的，都是可以随心所欲地描摹涂抹的……无知者无畏，无知者当然不能畏惧！于是随之而来的，是一系列新的语词：积极、进取、尝试、实践……甚至可能出现叛逆、抵触、寂寥、落寞……不可避免。这一切全归结为这样一个语词：过程。是的，过程。成功抑或失败，只是过程至结局的程式中惊鸿一瞥后的自然投影。

于是有了磨砺，有了苦难，有了总结，有了成熟。也便有了"新司机"向"老司机"、"新老板"向"老老板"的过渡，有了天马行空至循规蹈矩的衍变，有了一瞬与永恒……时间当然是瓮里的酒，饮一滴少一滴，有多少青春可以拿来无休止地试验？

娱乐界，三月甚至三天换一张全然陌生的脸；体育界，世界纪录马不停蹄地被刷新；航天事业，神五神六继而神七……你看到世界新陈代谢的日新月异了吗？你听到它层层拔节的欣欣向荣了吗？你闻到它你追我赶的蒸蒸日上了吗？你一定触摸到了，收听到了，也嗅到了。不是吗？

国际巨星张曼玉抚摸着渐老的容颜，她的骄傲她的青春回到我们的视野，她和我们一起，很认真地许下愿望：

从此，世界焕然一新。

生活焕然一新。

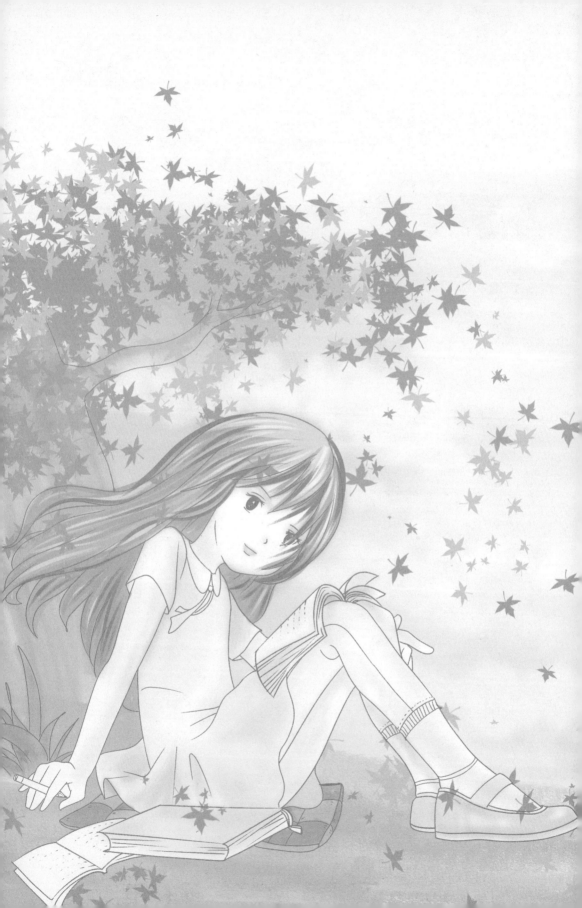

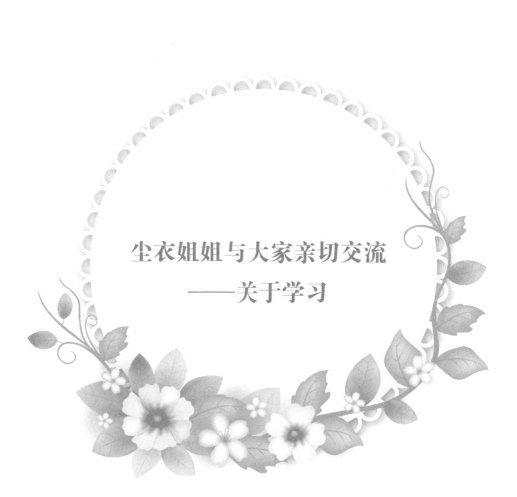

尘衣姐姐与大家亲切交流

——关于学习

学习上的志气是不需要花钱的

湖南省永兴县华华：姐姐，我总觉得你们发表的农村题材的文章寥寥无几。也许是因为我们农村没有城里的条件好，我们的写作能力比起城里孩子来差远了。下雨时，我们教室里还漏水。这样的环境，谁还会刻意去提高自己的写作能力？唉！

心结"尘"解：我也是从农村出来的，感动于你信中的每字每句。是呀，很多农村学校的条件确实太差，校舍、师资、教学设备等都无法与城市相提并论。但是，别叹气，至少有一条并不是城里独有的，那就是志气！志气是不需要花钱的吧？志气的有无应该是由你自己决定的吧？有了志气，有了参与的积极性，有了好学的精神，你同样可以写出很好的农村题材的作文，同样可以让你的文字在很多刊物上频频出现。（沈从文爷爷就是一位著名的专写农村题材的大作家！）更何况，很多农村孩子也具有极好的写作天赋；再说，农村这个美妙的、取之不竭的大环境，有多少有价值的东西值得你去发现、去挖掘呀。克服一切困难，投入你全部的爱，让我从你和其他伙伴的笔下认识一个有血有肉的新农村！

数学最怕你花精力

湖南省长沙市勤勤：数学是最令我头疼的一门功课，虽然数学老师也常教我怎样分析试题，我自己也努力了，但我总是不能把成绩赶上去。

心结"尘"解：数学是非常讲求衔接性的，它的每个章节如同铁链中的小环，都是一环扣一环的。倘若哪个章节没有学好、学透，就会影响对下一个章节的理解。所以我建议你首先要弄清你是哪些地方没跟上，就刻苦钻研、询问师友，学会举一反三。另外，你得多做习题，可以找来同一类型的习题反复练习，直到弄懂为止，这样才是学到了点子上。当然，你也许会说这个办法多笨呀，这让人多辛苦呀。但我要告诉你，这样虽然要多花些精力，效果却是很好的。再说，哪有不花精力就能办好的事呢？你说对吗？

虎头蛇尾是大敌

黑龙江省鸡西市小何：每当开学时我都有很大的决心来好好学习，可是过了几周，我就开始厌倦了，总要到考试前才开始着急，所以成绩比小学时差多了。我该怎么办呢？

心结"尘"解：每个人特别是青少年对事物最初都会因为感到新鲜而有很浓的兴趣，新鲜感一过，兴趣也会随之减少或化为乌有。所以，要将兴趣好好地保持下去，就必须要对自己有足够的信心，还要有坚强的意志和持之以恒的努力，这样才有可能取得成功。请记住：信心+恒心+努力=成功。

鱼和熊掌可以兼得

海南省三亚市思思：上初一了，我的成绩下降了，只好每天晚上多用功。可是，当我的成绩有了好转时，天天喊要我进步的妈妈却说我这样会把身体搞坏。姐姐，我怎么才能做到两全其美？

心结"尘"解：刚进入初中，由于环境的变化以及课程的增多，很多同学一下子都不适应，这是很正常的。其实要调节过来也不难，但一定要抓住课前、课内和课外三个环节，其中课内是最重要的。课前先预习，明白个大概；课堂上专心，尽量争取学懂学通。如果还有不明白的，可在课后向老师和同学多请教，直到真正掌握为止。总之，在这个基础上再灵活安排，一定会达到好的效果的。学习之余锻炼一下身体，似乎也不是什么难事。只要方法得当，鱼和熊掌可以兼得。

千头万绪都会被理顺

湖南省耒阳市羽连：刚进入中学，我一点都不习惯，功课太多了。不管怎么努力，还是忙不过来。

心结"尘"解：进入中学，来到一个新环境，一切都是那么新鲜。既然是"新"环境，也必然对我们有新的要求，这就要看我们的适应能力了。任何人都要经历这段适应期，只是适应能力的强与弱、适应速度的快与慢的区别而已。从小学到中学，最大的变化就是功课多了许多，很多同学觉得不习惯，一下子忙不过来，这是肯定的。这时就需要制订一个详细的学习计划表，严格按照上面的计划去做，不要东一榔头西一棒子，顾此失彼。只要安排合理，千头万绪都会被你理顺的。

制服脑中那只"猴子"

贵州省黎平县达子：我上课总喜欢想些杂七杂八的事情。努力让自己不去想，却总是做不到。

心结"尘"解：先给你讲一个故事。一位老人对穷困的农民说，我能教你们点金术，但要切记：念咒语时千万不要想喜马拉雅山的猴子！但是，没有人能把石头变成金子。因为他们念咒语时总会想起喜马拉雅山的猴子。虽然大家极力不让自己去想老人话中的"猴子"，而越是努力不去想，就越摆脱不了。因为实际上老人叮嘱的那句话是一种暗示，暗藏玄机。意志不坚强的人会不自觉地就想起那只"猴子"。你现在的情况也与这些农民有些相似。建议你上课时将思想放松，尽量不要给自己压力，尽可能看着老师，认真听，这样注意力会集中一些。同时，边听边记笔记，强迫自己跟着老师同步思考。这样形成习惯后，思想就不会再开小差了。

🦋 适合你的方法才是最好的 🦋

山东省莘县小理：我的语文总是学不好。姐姐有好办法吗？

心结"尘"解：学好语文的方法有很多，但姐姐想，适合你的才是最好的，所以还得靠你自己多用心，找到最佳方法。姐姐以前学习语文时喜欢用"角色扮演法"，希望对你有些参考与启发作用。它是指有意识地假扮某种角色，去体验和感受其中的奥妙。比如我学习游记时就把自己假想成导游，与游客一同"饱览"美景；学习戏剧时就在心中"饰演"其中的角色，体会人物的内心感受；学习诗歌时，则把自己当成诗歌中所描绘的事物……这样投入地学习，我就能够感受到作者思想的精髓，充分锻炼自己的思考、想象、观察和阅读能力，学习效果不知不觉地就提高了。

🦋 学得快乐轻松，请继续 🦋

湖南省安化县小王：有人说总不见我好好学习，成绩却一直是班里前几名。其实我只是学得快乐轻松而已。可是最近，爸爸妈妈却说马上要进入初三了，不加把劲儿，到时候怎能考入重点学校。我口中答应下来，却坚持不了几天就全忘了。唉，这样下去，我的成绩反而退步了。

心结"尘"解：依姐姐分析，你是将学习当成了一项快乐的"游戏"，这真是难得。任何事情轻松地去做它时，就会感到快乐无比，效率也高；而若背着心理"包袱"去做，心情就会受很大影响，效率也便随之降低。现在似乎是在父母的安排下，你改变了原有的学习方式，一下子适应不过来。于是，成绩反而退步了。不过，父母的意见也并没有错哟，只不过是你还没有顺利地通过这个适应期罢了。你可以从两方面试试看，一边一如既往地"快乐"学习，一边抓紧时间用心补习那些还不太扎实的基础知识。其实这也是进入初三前的一段"演习期"，适应这段时期后，到初三时，紧张的学习生活你就会驾轻就熟。

逢数学课便头疼

广西壮族自治区凤山县罗春：姐姐，这几天我不知怎么了，每当上数学课时，便感到头疼，甚至连一些基本的应用题都解不出来，这令我十分苦恼。

心结"尘"解：我想，你所说的"头疼"，主要还是思想认识上的问题。你是不是在数学老师上课时总想着"真难""我不懂啊"等而导致没有听懂所学的内容呢？从我听课的经历来看，"认真"听课应该是带着思考去听的，要把老师所讲内容认真地进行分析、整理和归纳，由表及里、由因到果地认识一遍。你不要给自己精神上增加太多负担，要相信自己，尽可能培养自己学习数学的兴趣，然后从基本原理入手，在以往不懂的问题上下功夫，直到真正弄懂为止。另外，除了自觉温习功课外，你还要多请教老师和同学，不懂就问。只要你坚持不懈地努力，一定会受到"成功"的青睐。

作文不靠华丽的辞藻填充

湖南省浏阳市芬芬：我写作文时，经常有好的题材却不知道怎么去写好。我也没用过什么修饰性语言，写的文章很空洞无味，没有一点生动感。姐姐，我怎么才能写好呢？

心结"尘"解：好文章不是靠华丽的辞藻填充起来的。重要的是内容充实，感情真挚，条理清楚，说理透彻。朱自清先生的《背影》，通篇朴实无华，却给人一种发自内心的震撼力。这篇文章靠的是以"情"取胜，通过几个细节把父亲对自己的爱淋漓尽致地表现出来，从而使读者产生心灵的共鸣。多观察多思考，勤学习勤练笔，持之以恒，相信你会写出好文章的。

先把学习压力抛到一边去

*湖南省常德市梦梦：*姐姐，上了高三后，感到学习上的压力越来越大，成绩也逐渐在下降，请您告诉我怎样才能不感到学习压力大呢。

心结"尘"解：先把压力抛到一边去，因为总让心里有压力并不能解决实际问题。给自己制订一个详尽但要主次分明、重点突出的学习计划。记住，制订了就要遵照执行，不能三天打鱼两天晒网。当你一天天攻克众多难关后，再梳理以前所学的知识时，你会发现自己原来可以做到得心应手了。

学习方法别一成不变

shu████ai@126.com：我上小学时的学习方法效果特别好，到了初中怎么不行呢？我觉得很奇怪。

心结"尘"解：从小学到初中，最明显的变化是科目增多了，我们的精神和注意力就不如上小学时那么好集中，所以，上小学时的学习方法这时候就不一定仍然管用。这就需要我们全面地了解一下自己的情况，然后制订一个周详的计划，将时间细分到各个科目中，并有所侧重，感觉自己接受得快的可以少安排些时间，反之就要多安排些时间。这样试一段时间，形成习惯后，就会游刃有余了。

还没试呢，别先矮半截

*黑龙江省海林市小吕：*我们开设了微机课，老师说这门课程很重要。可是我担心我学不好。

心结"尘"解：无论干什么事，自信心是必不可少的。所以你首先必须给自己信心，绝不能有"学不好"的念头。学习这门课程，应该是理论与实践相结合，既要学好相关理论知识，又要争取机会多操作。这样认真地、持之以恒地学下去，相信你能成为班里的佼佼者！

写这封信时刚哭完

四川省成都市流流：姐姐，写这封信时，我刚刚哭完，是大哭一场。为什么我每次的作文都写得那么糟糕呢？

心结"尘"解：流流，既然你的名字跟这个"流"字有关，而你又感到那么委屈，那就让泪水尽情地流吧！哭完后，听我告诉你一个秘密：写作文也和"流"字有关哟！建议你不怕辛苦，不停地去阅读经典，琢磨大师们的写作技巧，不停地去注意身边哪怕是一些极微小的细节，并且逐一储存在脑子里，然后好好消化它们。当脑子里的信息量储存到一定程度时，写作文的时候，它们就会伴着你的思想，自动地从你笔下"流"出来，根本不会让你有搜肠刮肚般的难堪。不信你试试！

成绩不好不用自卑

陕西省澄城县莹莹：我因为自己成绩不太好而非常自卑，不愿与成绩好的同学来往。我该怎么办呢？

心结"尘"解：有很多同学像你一样，因为成绩不好而自卑，并因此而紧闭心窗，将自己与那些成绩好的同学隔离开来。这些想法与做法都是有偏差的。成绩不好并不表示你一无是处。有的同学成绩不好，但他在某一方面（比如音乐、美术等）比其他人都表现得更优秀——每个人都有别人所不具备的优点，为什么要自卑呢？我们千万不要以成绩好坏作为交友的标准，而应以热情、真诚、宽容的心态来对待友谊。自信一点，打开心窗吧，相信在友谊的沐浴之下，你的笑容一定会更灿烂。

🦋 写日记可以磨砺信心与耐力 🦋

湖南省湘潭县晓欢：姐姐，最近我很想写日记，但不知该写些什么。每次都想把自己的心情和感受记下，但又怕写不好，或今天写了却不能坚持明天也会写。我想请教一下，怎样才能把日记持之以恒地写下去？还有，我老觉得自己的文字水平不高，我该怎么办？

心结"尘"解：写日记可以磨砺一个人的信心与耐力，必须持之以恒，才不至于半途而废。另一方面，尽可能将视野放开，学着将思想的触角深入生活深处，用心去观察生活，分析并感悟生活，日记的题材才会越来越丰富。至于文字水平的提高，这是一个循序渐进的过程。它需要我们不停地阅读，不停地实践，从一切行之有效的方式中获取更多的信息含量，从而提高自己思想与认识上的水平。这样，我们的文字自然会丰富起来，不再单薄。

🦋 来，试着抵御一次 🦋

湖南省平江县朝阳：我是一个任性的男孩子，喜欢玩电脑游戏，总是克制不住自己，成绩也时好时坏。

心结"尘"解：自控是一种意志力的显现。来，试着抵御一次电脑的诱惑，好吗？万事开头难，这"第一次"最关键也最重要。只要过了第一次，第二次同样可以控制住。自然而然地，以后你便会将心思从电脑上拉回来，沉浸到学习中。给自己信心吧！

如果再有机会

湖南省汝城县梅梅：这次作文竞赛，我没有用心准备。算了，如果再有这样的机会，我一定会好好把握的。

心结"尘"解：有很多人常常因为对自己要求不严格而与机会擦肩而过。姐姐要郑重地说：这是危险的，大家应当警醒！因为机会稍纵即逝，它从来都只垂青有准备的人。前面的机会你不好好把握，到下一次，你又会原谅自己，因而再一次错失良机。要知道，你躲避了前面的困难，后面等着你的困难将会更大。这样下去，情况会越来越恶化，到最后极有可能一败涂地。所以任何时候，我们都要努力抓住每个来之不易的机会，千万不能轻言放弃。

愿意努力的孩子心情要放松

湖南省洞口县小生：我成绩中等但十分上进。我喜欢留意那些成绩好的同学，上课时并没见他们记录什么，但考试时总能考出好成绩，而我还是成绩平平。

心结"尘"解：看得出来你内心是个愿意努力的孩子。但姐姐分析，你总是不能如愿以偿的原因有两个。一个是学习方法不对。上课时要静心地听老师讲课，勤做笔记是有好处的，而你的注意力却放在观察别的同学身上，这就使你分心了，自然听不进老师讲的课。另一个是你可能太在意别人的好成绩，而无形中有了一种心理压力，背负着心理负担怎么能好好学习呢？不如什么也不去想，把心思就放在学习上，同时多向老师和成绩好的同学请教，结果一定会出乎你的意料。愿你进步！

急事怎样急办

广西壮族自治区贵港市凤银：姐姐，我这里有两封很重要的信，但我只知道地址，不知道邮政编码，请姐姐帮忙转交，可以吗？

心结"尘"解：姐姐已经在最快的时间里帮你将两封信发了出去。下次如果事情特别重要，为了不至于耽搁时间，你可以直接把信寄出去，因为有时候实在找不到邮政编码，但地址确凿无误的话，信件也可以寄达的。祝你开心。

学习时头疼，紧张了

湖南省岳阳县伊伊：不知为什么，我最近在学习的时候就会头疼。这是为什么呢，有办法解决吗？

心结"尘"解：一般来说，学习要有张有弛，时间最好控制在一个小时左右，不宜过长，否则有的同学就会因紧张过度而造成头昏脑涨的现象。遇到这种情况要学会进行自我调节，譬如做做眼保健操，走出房门呼吸一下新鲜空气，闭目想象一些让人心情舒畅的自然风景，如大海、高山、草地等，适当做些运动来活动一下筋骨，还可以在头疼得厉害时进行热敷，必要时要看医生。当然，最重要的还是要做个合理的、适合你的学习计划。这样可以起到事半功倍的效果。

哟，看你那认真劲儿

山东省淄博市菲菲：才进入中学，我想认真学习，为今后的学习打下坚实的基础。可是班上有位女生常常时不时地对我说："哟，看你那认真劲儿！"难道认真学习也是坏事吗？

心结"尘"解：毫无疑问，你的做法是对的，姐姐欣赏你这样的孩子。学生学习上的认真如同大人工作上的敬业，一个人不管他是什么样的身份，认真精神是不能缺少的。"认真"说到底是事业与学业的基础，它是一种正确态度和精神的体现。倘若我们现在不认真对待所进行的学习，长大后同样难以认真对待所从事的工作，便有可能一事无成。所以，姐姐希望你的同学也能明白这个道理，认真对待一切。

🌸 如何增强好胜心 🌸

河南省开封市小米：每次班里举行竞赛时，同学们都十分踊跃地举手参加，我却每次都不怎么积极。请问我要怎样才能增强好胜心呢？

心结"尘"解：我觉得一个人平时喜欢安静也没什么不好，如果安静能让他更快乐的话，不是也不错吗？但是，如果对任何事情都不闻不问，一副事不关己的样子，这就需要好好正视了，毕竟我们生活在社会群体中，必要的交流与参与是不可或缺的。一般来说，好胜心及竞争意识是通过培养和锻炼获取的，合理的竞争对促进与提高一个人的进取心有积极的作用。所以，要使自己变得积极起来，最简单的办法是从一些小事开始入手。譬如你可以在下课时或其他时间参加同学之间的小游戏；还可以找一些最近发生的大事小事等为话题来与同学交流，有意识地培养自己的参与意识。当你跟大家的交流没有障碍后，你对一些大的活动比如竞赛等就会自然而然地产生一种参与的愿望。接下来，再勇敢一点，迈出第二步，举手报名。第三步呢，就是等着看你正式比赛的成绩啦！

🌸 英语单词，能背难听写 🌸

湖南省永州市冬冬：姐姐，每次我都认真背英语单词，可每次听写时，全班就我错得最多。同桌总是嘲笑我笨，有时候连我自己都怀疑，是不是我真的比别人笨。我想多记点单词，该怎么办呢？

心结"尘"解：遇到挫折时先不要怀疑自己，要相信很多事情你都能做到。先静下来想想，是不是在方法上出了问题呢？每个人的记忆方式是不一样的。有的人过目不忘，这样的人毕竟是极少数，有的人靠反复朗诵来记单词，但有些人不适合用朗诵来增强记忆。你不妨尝试一下抄写，或者边朗诵边抄写。但不管用什么办法增强记忆，我想，都需要不断重复。同桌的嘲笑只是暂时的，你不必气馁。当你找到适合自己的学习方式，记熟单词，学好英语时，嘲笑自然而然就消失了。还有，你要记住，不管是背英语单词，还是学习其他功课，都离不开坚持。成功只属于坚持不懈的人！

🌸 压力，依然是压力 🌸

*湖南省城步苗族自治县小易：*我上的是示范性中学，感到学习上的压力越来越大。姐姐，请你告诉我该怎么办。

心结"尘"解：由于各方面因素的关系，很多优秀学生会聚到了示范性中学。优秀学生越集中，竞争就显得越激烈。这样一来，很多同学就感到压力特别大。其实，姐姐觉得有压力不是坏事，只要正确积极地去面对，就可变压力为动力。优秀学生越多，说明你的学习对象越多，可以交流的对象也越多。只要你诚恳地和其他同学多交流，互相学习，就会跟大家共同进步。同时，学习之余要注意锻炼身体，给自己安排一些户外活动。劳逸结合，才有可能做到事半功倍。当你找到适合自己的学习方法和生活方式，并达到一定效果时，心态自然就开朗了，学习起来就更有效，从而形成一个良性循环，一步一个脚印地向着自己的目标攀登。

不喜欢英语老师，不喜欢英语

北京市通州区小菲：我对英语老师的印象不好，所以，也不喜欢英语。怎样才能解决这个问题呢?

心结"尘"解：千万别做傻事，要知道，你这是拿自己的前途开玩笑。其实每个人都有可爱的一面，调动你的"搜索细胞"，引导自己去发现和爱上英语老师的可爱之处吧。那时，你的问题就会迎刃而解了。

这样的话，你觉得是对还是错

feng████long@sina.com：姐姐，每次我最想看的就是您和同学们的交流，因为我迫不及待地想知道答案。我很想多了解一些这样的问题，这样的想法对吗?

心结"尘"解：同学们和姐姐零距离接触，大家的喜怒哀乐都可以跟姐姐交流，姐姐会尽可能分析并解决你们的困惑与烦忧，也更不会错过与大家分享快乐的机会……总之，姐姐与你们同在! 如果你把每期的问题一个不落地看下来，你了解的东西就会越来越多，你解决问题的能力也会越来越强——这样的话，你觉得自己的想法是对还是错呢?

不如把正耽于烦恼的时间用到……

xie████zuo@sohu.com：姐姐，听人家说，做什么事都需要轻松的心情。我在学习时，非常想放轻松，但心里总感觉有一种压力似的。我非常想轻松、快乐地学习。姐姐，请你帮助我。

心结"尘"解：轻松、快乐的学习固然很美妙，但轻松只是一种心情或者说是一种态度，并不代表我们可以无拘无束地、无限度地放松。带有一定的压力面对一些事情时，我们往往更能够集中注意力，能更好地投入其中。另外，好的学习方法也能起到事半功倍的效果。所以你不如把正耽于烦恼的时间用到寻找合适的学习方法上去，这样你才会轻松起来，快乐起来。

一看书就想着好玩的电视剧、好看的小说和漫画

湖南省新邵县静静：虽然我已经决定要努力读书，但是每天一看书，就想着那些好玩的电视剧、好看的小说和漫画等，一直不能专心读书。姐姐，我该怎么办呢？

心结"尘"解：知道吗？那些好玩的电视剧、好看的小说和漫画等可都是别人制作（或写、画）出来的。如果那些作者不专心不努力，那么，那些作品能够得以面世，并被我们看到吗？"快乐"是他们的产品，是他们的努力让我们拥有更多的快乐。所以，你应该学习他们，做一个"快乐"的制造者，而不是做一个被别人制造出来的"快乐"而耽误学习的享乐者。怎么样，写一句贴心的座右铭贴在你的书桌上吧，并且照着去做。因为，一个能够严格要求自己的人才会真正懂得快乐是什么。

字写得很潦草

山东省临清市李凡：姐姐，我的钢笔字写得很潦草，经常被老师批评。你能告诉我怎样才能练好钢笔字吗？

心结"尘"解：首先，姐姐觉得钢笔字不需要刻意去"练"。因为不可能人人都会成为书法家，对吗？只要写得工整，结构规范就行了。所以，你在平时做作业时，心里留意：我要把字写工整。然后注意字的大小一

致，尽量别涂改，养成良好的书写习惯。相信，你的一点进步，老师都会注意到！坚持下去，当有一天你正在写字时，老师可能正微笑着看着你呢！

遇到难题就"草草收兵"

lo■■■■nc@163.com：姐姐，我想搞好学习，可总是没弄清意思就放弃了。姐姐有什么好方法克服它吗？

心结"尘"解：有个人练习射箭，总是没有大长进。有人建议他每天对着窗前的蚊子射击。那人照着去做，到后来已经到了百发百中的境界。他说，练习时，他的眼中只有蚊子，因为专心，甚至能看清蚊子身上的绒毛。现在，你的毛病是不求甚解。姐姐建议你锁定一次机会，把这次要学的内容当成一只蚊子，专心一点，坚持把它弄懂、吃透。这样，想起这一次成功的愉悦，以后你就会慢慢养成习惯，不会一遇到难题就"草草收兵"了。

惰性是学习的天敌

河南省郑州市小筱：我们中学生学习任务比较繁重，想要把学习搞好很难。在学习过程中，惰性成了我们的天敌。那么，我们应该如何克服自己的惰性？

心结"尘"解：每个人都有惰性。克服惰性的途径之一就是要培养自己坚强的意志。比如，遇到一个难题想退缩时，你必须要相信自己再多想一分钟，就可能会攻克它，一定不要中途放弃。另外要有自己的远大理想，明确自己的奋斗目标。然后围绕你的远大理想，一步一步来实现。就目前来说，至少你要确定自己这一学期的目标，是跟以往的自己相比要上一个台阶呢，还是与周围的同学相比，要赶上谁或超过谁？有了目标就会有动力，请记住，一个人一旦与信念相伴，坎坷小路也可以成为康庄大道。

🌸 只想着喜欢的事和物 🌸

湖南省汉寿县沐沐：我发现自己越来越希望每天只做自己喜欢的事，只学自己感兴趣的东西，对有的课程比如数学，越来越不喜欢学了。这样行吗？

心结"尘"解：打个比喻，走在街上，我们周围有很多人在各自的工作岗位上忙碌，路上有交通警察、清洁工，街边有银行职员、书店服务员或其他店铺的老板……他们因为社会职能的需要而各自坚守在自己的工作岗位上。如果他们中的一些人嫌自己的活又脏又累，都去做另外的事，那么这些岗位还怎么维持下去？所以对有些事情，你说我们能弃之不顾吗？就拿数学来说，生活中的数学可是无处不在的。所以，姐姐建议你需要学的东西就要刻苦去学，哪怕再困难，也要尽自己的努力去做好。

🌸 找到拦路虎再说 🌸

369■■■■259@163.com：我正在困惑中——成绩由好到差，父母期望大，更不知怎么提高成绩。怎么办，还有时间和机会吗？

心结"尘"解：看得出你内心的积极和不自信。二者交织在一起，让你处于矛盾之中。你现在立刻要做的，不是患得患失，而是用心去弄懂一切该弄懂的。最愚笨却最有效的方法，就是把所有学过的梳理一遍。找到拦路虎，攻难克坚，能弄懂多少就争取弄懂多少。重要的是去做，而不是只想不做。

在感兴趣的事物面前，永远聪明

yy■■■■78@126.com：姐姐，问你一个问题可以吗？几乎在所有人眼里，我都是笨拙的，成绩差得一塌糊涂，连我自己都这样认为了。我这个人，真这么糟糕透顶吗？

心结"尘"解：瞧你，听这说话的语气，还挺乐观的，甘于自黑，姐姐喜欢。姐姐告诉你，笨拙的人是没有标志的，世上其实并没有笨小孩，爱因斯坦小时候做的凳子还丑得无法形容呢。从他身上，你能发现最重要的条件是聪明吗？兴趣才是最关键的。一个人在他感兴趣的事物上，永远是聪明的。所以，你试着去注意自己的进步，随时为自己的点滴进步叫一声好。多给自己表扬与鼓励，能促使自己增长兴趣。兴趣有了，再注意一下方法，你就会越来越不那么糟糕，就会越来越棒！

没兴趣，就要培养

12■■■■63@qq.com：一个学期都快过完了，可是我不知道自己干了什么，对学习没兴趣，甚至连去玩都提不起兴趣，对什么都提不起兴趣。

心结"尘"解：有些事是我们必须做的，所以对这些事，就须直面，不要逃避。要尽量激发、培养自己对它的兴趣，因为有兴趣时自然更容易做好。"两年造就一个天才"和"兴趣是最好的老师"，这些话，讲的就是"培养"兴趣的重要性。别以为培养兴趣是丝毫不可取的下策，其实这也是一种智慧——它能使一个人的生活变得更丰实、更全面，人也会变得更有担当。

别给自己扣上一顶"不可救药"的帽子

xa██████ff@126.com：我真的读不好书，我就这样了。对学习，我有一种说不出的厌烦感，一提到学习就想逃跑，甚至愤怒。所以，有时我会逃学去打电脑游戏。

心结"尘"解：感到对学习"三无"——无动力、无兴趣、无成绩，是吗？姐姐分析，你这是典型的厌学呀。至于厌学的原因，可能是你平时的学习习惯不够科学，上课兴许不能集中注意力，做作业也可能马虎了事，更别提什么预习和复习了。这样下去，换成姐姐我，也同样会对学习产生明显的厌倦情绪啊！来，别给自己扣上一顶"不可救药"的帽子。首先，你要试着改变对学习的冷漠态度，告诉自己，要自觉、自制一点；然后在行为上慢慢培养自己，比如，制订一个学习计划，严格按照计划去做……直到最后，变得自立、自律、自强。如果我猜的原因不对，你同样可以用这样的方法提升自己。

找到适合自己的学习方法很重要

ja██████tg@163.com：我比班上大部分同学都要努力，但总是没有成绩特别好的时候，最好也只能算个中等水平。那些成绩好的同学，并不见得有多努力啊。为什么我却不行呢？

心结"尘"解：上进心强，却还是成绩平平，这让你很苦恼。其实你已经不错了。如果硬要说你还不够优秀，可能是你所用的学习方法不是最适合你吧。全盘掌握还是攻难克坚？死记硬背还是只要掌握关键点即可？找到适合自己的学习方法很重要。另外，你太在意，所以心理压力不小，背负着心理负担怎么能好好学习呢？放下包袱，找到启动机器的正确方法，才会有好的结果。

非常用功，成绩却很差

43■■■■88@qq.com：我有个怪毛病，平时认真得不得了，谁都夸我很用功，将来会有出息。可是很奇怪，每到考试，我就会考砸，成绩越来越差。怎么回事？

心结"尘"解：建议你注意一下学习方法。好的学习方法会让你取得事半功倍的效果。多请教一下老师和同学吧，会有提高的。

谁说经典读了没用

22■■■■78@qq.com：姐姐，我爱写作，可就是不想啃那些大部头的所谓经典，一看到就烦。那些东西，读了有什么用？

心结"尘"解：读经典当然有益。你既然爱写作，肯定是听过这句话的："读书破万卷，下笔如有神。"你瞧，这话说得够明白了吧？多读些经典及其他好书吧，免得写作时搜肠刮肚、抓耳挠腮的——呵呵，爱写而不好读，这不是跟自己过不去吗？

看起来很容易

蜜糖不甜了：我平时做事都很专心，但最近老师布置的任务，听起来很容易，做起来却很难，我总不能完成，惹得老师对我的印象没以前好了。

心结"尘"解：很多时候，看起来很容易的事，不见得就能轻易地完成。如果不够用心，更是难上加难。但用心又不见得能做得很完美，因为其中可能有很多奥妙，不一定能参透。以后接到任务，自己多琢磨，还要多向老师请教，这样才能把握精髓，顺利、出色地完成。

学习适应不良，不怕

13■■■■07@qq.com：姐姐，我原来学习优秀、热情洋溢、喜爱运动。最近很可怕：学习困难，记忆力下降，与同学交往越来越少，不愿上体育课，甚至还抽烟。怎么办？

心结"尘"解：你所表现出来的，是中学生中常见的一种心理问题——学习适应不良型。具体表现除了你所讲的，还有注意力不集中、无目的地摆弄小物品、不愿参加集体活动、大庭广众下不愿意发言，甚至出现逃课、酗酒、偷窃，行为违反与其年龄相符的社会规范和准则。这个问题不容忽视，因为如果任其发展下去，会变得越来越消极，甚至以进行不良行为为乐，最终会毁了自己的人生。不过，也不用谈虎色变，只要多角色（即老师、同学、家长和社会等）、多方位地对其进行正确的引导，在行为和语言上示范，通过参加有益的活动提起他的积极性；读一些利于身心修养的书……便会慢慢树立正确的人生观，自然地，学习适应也会变得良好起来。

光说不练，当然不行

10■■■■07@qq.com：从初一变成初二的学生了，可我的成绩总是提不上去。开始还可以，到了后来便不行了。我不是不想学，而是静不下心来学，总不肯下功夫。为此，我感到非常难过。你能帮帮我吗？

心结"尘"解：道理其实无比简单，谁都懂。问题在于，学习要想取得好的效果，不是嘴上说说就可以的，要看你付诸行动了没有，行动落到实处了没有……另外，掌握适合自己的学习方法，也是非常重要的。

妄自菲薄，何苦

"伊啦"：姐姐，我学习也还好吧，但总觉得自己很差劲，不如其他同学全面。唉，越来越觉得自己不像个人样了！

心结"尘"解：这样妄自菲薄，何苦？你现在处在缺乏自信的阶段。你的自我评价过低，并伴有自责倾向，坚持认为自己低人一等。造成这一现象的原因，可能是不愉快的生活事件和对自己在某些方面的失败所影响的。建议对自己要有要求，但要求不能出格，没能力做到的就不要过分地苛求自己。你学习还好就说明还不错，或许你还有别的优点呢。人无完人，其他方面弱一点，是再正常不过的事，不要想不通。

写一笔好字，能养心

dia■■■■■go@126.com：爸爸总要我去习字，说字是门头书是屋，还说，一笔好字就是敲门砖。可我觉得写字好磨人的，不想练。

心结"尘"解：你爸说的那些都不假。那些歪歪扭扭不成样的字，看起来不舒服，哪怕写字的人再不错。说个笑话：我曾经向一家国内知名杂志投稿。编辑把很多看过的来信扔垃圾篓了，不小心把我的那封也扔了进去。有趣的是，它躺在篓子上面。编辑又多扫了一眼，心说，这字还不错。于是顺手拿起来，一看，发现自己犯了个错误：信还没拆呢。就这样，几个月后，我收到了一笔不菲的稿费。其实，我的字也就那样，告诉你这事，是让你在笑的同时，也能感觉到把字稍微写好一点，还是没有坏处的。对，写一笔好字，不是什么值得炫耀的事，但练一笔好字的过程，还真是让人最为心静、最能养心的事情。这才是我也想建议你去练字的理由。

人生原本有许多"两难"

ya■■■■q@163.com：期末考试前，所有人都逼着我复习、学习，但是我不想复习、学习，我想休息。

心结"尘"解：你陷入了两难之地：复习、学习呢，还是不复习、不学习？换我来选择的话，也不容易——谁不想多玩多休息呀！可是我们来到这个世界，不光是为了来玩来休息的，不是。人生原本有许多"两难"，不仅仅只有享受生活，还得对生活付出。有很多需要我们去做的：责任、关怀和爱。你复习或学习，只是责任的一部分，你以后的人生由你自己负责。中央电视台曾经热播的《我是特种兵》，看特种兵，多累人呀，但谁都争着当。什么原因呢？想不出的话，可以去搜索一下。

如果嫌21天太长

10■■■■95@qq.com：小学时，学习没什么压力，我做作业时常常三心二意，很难全神贯注。以前没养成好习惯，现在科目增多，难度加深，我每晚做作业要熬到半夜……我感到压力很大，成绩在班上排在第十，只能算中上等。唉！我也试了"21天学习法"，很难坚持下去。姐姐，怎么办？

心结"尘"解：在班上排名第十，也算不错吧，没什么不对劲的。你在来信中唉声叹气，说明你希望自己更出色，所以你焦虑。唉声叹气肯定是不可取的。你试过的"21天学习法"我倒是挺赞成的。这有什么难的？就一个"21天"而已！要是嫌21天太长，那你用"7天（即一周）"来代替好了。以"周"为最小单位，坚持一周后，再坚持一周，又坚持一周，还坚持一周……此刻，你心里说，要我坚持这么多个"7天"！姐姐，你不是唐僧变的吧？这么无厘头！要不就是想整我……别打岔，我说的是大实话！学习就是一个持之以恒的过程，这个方法不过是把学习的过程分割成了无数个"7天"而已。

一个一个来征服它们吧，能攻克一周，第二周就会掌握些规律，第三周就会得心应手了……久而久之，哪个"一周"不成为你的手下败将？方法是有点笨，不过，捷径我还真没有，所以，笨方法也完全值得试一试。

是不是记忆力衰退了

xw■■■■■ai@126.com：姐姐，小时候，我的记忆力特别好，大家都夸我过目不忘。可是进入初中后，课程多了，我感觉自己应付不过来，很多东西过目即忘。是不是我的记忆力衰退了？

心结"尘"解：相对而言，初中的课程比小学多，所以你才有手忙脚乱、应付不过来的感觉。究其原因，还是学习方法不得当，没有合理地安排时间，并不是记忆力衰退了的缘故。其实，这种情况是可以改变的。只要学习方法得当，科学、合理地安排每门功课该花的时间和精力就可以。第一，磨刀不误砍柴工。你不如花上一天，甚至两天的时间给自己量身定做一套详细的学习计划，来指导自己今后的学习生活。然后按计划从容地应对学习生活，有重点、有目的地攻难克坚。这样，你自然会记得牢固，会觉得自己的记忆力依然不减当年。第二，课程多了，脑力消耗自然比以前大。所以，你不妨吃些健康的补脑食品或营养品，以维持大脑所需的养分。

心情遭遇"滑铁卢"

湖南省双峰县小黄：我平时各方面表现都不错：成绩不差，篮球打得还可以，呵呵，长相也还过得去……总而言之，这些都让我很自信，在同学中的人缘也很好。可是最近，我的心情遭遇了"滑铁卢"。因为，不知道怎么回事，我的成绩莫名其妙地下降，篮球水平也越来越臭，同学们也因此对我爱理不理的。真是的，这算哪门子事儿啊？

心结"尘"解：古人云：墙倒众人推，鼓破万人捶。这话虽然并不是真理，但也跟生活中的一些现象颇为相符。转念一想，这不见得是什么坏事。瞧，有志气的人一定会将这当作生活的动力，从而奋发图强，最终取得成功。再说，人生谁没有遭遇过挫折？如果不能正视挫折，不努力战胜它，便极有可能前途无"亮"，而不是前途无量啊！

考试前力不从心

湖北省仙桃市"小柳"：最近就快考试了，我感觉力不从心。要看的书太多了，弄得我毫无头绪。现在我越来越心烦意乱，而且常常莫名地恐惧不已。姐姐，我怎样才能渡过这道难关呢？

心结"尘"解："没有失败，只有暂时停止成功！"这是著名成功学家陈安之说过的一句话。恐惧、心烦都不能解决问题。当你身处困境时，一定要弄清楚自己想要达到的目标是什么。然后将这个目标分成若干个小目标，一一认真对待，一个一个地实现。实现了第一个小目标，你就会有力量和信心继续前进，攻克第二个小目标。这样坚持下去，到最后，就算你不相信自己的眼睛，摆在你面前的事实分明是：你已经一步一步地跨过了难关！

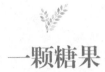

一颗糖果

"如果我说，是一颗糖果给了我现在的一切，你相信吗？"

他是某知名品牌糖果有限公司的总裁，在一次电台访谈节目中，他这样反问向他提问的主持人。

他说，小时候，父母在一场车祸中丧生，他从此成为孤儿，进入人生的绝望期。他每天像个小乞丐，没有饭吃，就找别人讨一口；没有水喝，就向着溪水河水以手捧一掬；没有衣服穿，别人丢掉的破衣烂衫他捡来穿上。好心人送给他的吃的穿的洗的用的，他从来不曾拒绝。他想，有一天，他要回报他们。但是当时，他没有勇气说出这句话。

有一次，他看到一个和他年龄相仿的女孩，打扮得非常好看，她正抱着一盒糖果吃得津津有味。

他真羡慕她呀，他差不多不记得糖果的滋味了。他暗暗地吞着口水，亦步亦趋地跟在她的身后。他希望她能给他一颗，哪怕她装作无意中落一颗在地上，他也满足了。

可是她没有。她发现了他，脸上的表情立刻变得厌恶无比。在她眼中，他不过是个脏孩子，他不配跟着她，更不配跟她要糖吃。

这时，不知谁家的一只漂亮小狗来到她身边。她掏出一颗糖果，剥开糖纸，弯下腰，将糖果朝小狗递去……

他将口水最后一次咽回去，走开。

后来，他又过了几年这样的生活。终于艰难地熬到自己可以独立生活。他独自创办了一家糖果公司。公司不断壮大，成为国内民营企业的佼佼者。

"那颗糖果虽然是我最初的压力，但我将它扛起，它便成为我奋斗一生的动力。"

人的一生会遭遇很多压力，有时大如车祸，有时小至难以拥有的一颗糖果。在强者眼中，压力是上天赐予的礼物，是检验一个人生命质量轻重的砝码。我们大可不必惧怕它，而要学会"看"到它，然后以我们内心的力量，直面它，感谢它，承担起它，改变它，将它转化为驱使我们前进的动力，这样，我们的一生才不算虚度。

盯着它，就盯着它！

一场田径赛正在进行。

8号运动员距离5号运动员2米，接下来是1.5米、1米、0.5米……0.1米，越来越近……

突然，他的身形一晃，猛地一跃，5号运动员被甩在他的身后，他抢先0.01秒，越过终点线，夺得第一名！

"我就盯着双脚前方，什么也不去想，往前猛冲，我的目标不在左右或身后，它只在前方，所以我对自己说——盯住它，只盯住它！"他这样回答记者的提问。

当你目标既定时，就要目不旁视，不为其他事情所干扰，紧紧咬住目标不放，运用你所有的智慧与能量，向着它冲锋，坚持，再坚持，一定可以抵达你的终极目标。

我们常常会在上课时思想开小差，或者对一些事情喜新厌旧，有很多悲观、徘徊不前的时候……每每这时，请你不要六神无主，只要给自己一个信念，一切就会迎刃而解。

盯着它，就盯着它！

哑孩子的快乐

我的一个朋友从小就有语言障碍，很难说出一句完整的话。每次伙伴们高谈阔论时，她就只能躲在一旁静听，一句话也插不上。这让她很自卑。

但是她很伶俐。不能说话，她就学写字，用句子表达自己的思想。从小学一年级开始，她坚持每天写日记。渐渐地，她不再记一些简单的话语，而是尝试在日记中编故事，还写诗歌、散文和小说。她笔下的世界，一天比一天精彩起来。与此同时，她一天比一天自信，说话变得流利了很多。她感到前所未有的快乐。到大学毕业时，她的日记本码起来有两米多高。就在她的毕业典礼上，她收到一条短信。另一位朋友在短信中告诉她，她的短篇小说处女作发表了，同时获得了这次全国性征文大赛的短篇小说一等奖，奖金为3000元。

看到短信，她开心地笑了。那篇获奖小说，她给它取的名字就叫《哑孩子》。她在小说的结尾写着：

每个人都有快乐的理由，只是寻找快乐的方式各不相同。只有走出自卑的阴影，大胆地解答属于自己的快乐方程式，才有可能获取更多的快乐，从而更有可能拥有辉煌的人生！

恋什么就死在什么上

贾行家在《脆弱的美好》中讲了这么几件事儿：

宜兴有个姓吴的人得了幅黄公望的名作《富春山居图》，爱如性命。吴临死前非要亲眼看着把该画烧了殉葬不可。吴的子侄把烧成两截的画从火盆里抢出来，其中小的一截就是留在大陆的《剩山图》，大的那截后来去了台湾。

唐太宗使计从和尚手中偷来《兰亭序》，驾崩前下诏要搂着字帖一起往棺材里躺，以绝后人观赏名帖的念想。唐明皇喜欢听一位歌手唱歌，却没将人家选入教坊，他老人家是怕如此一来，民间便从此无缘听到。瞧，他的艺术品德修养，比其先祖真是高出许多！

沈从文爱收集和研究古物，但随手购得，随手便送人。"价值"概念淡薄，正是这点消遣救了他。

老舍抗战时期写了一篇短篇小说《恋》，讲一个人舍不得所藏字画被日本人没收，不得已做了汉奸。小说末尾说："恋什么就死在什么上。"

现如今有的同学爱上网爱玩游戏……简直到了废寝忘食的地步。无数人劝过无数回，总不见起个大作用。正如咱们这个胃，吃得过多会撑得慌。那这个小脑袋瓜儿，为何要让它"吃"进去那么多游戏和杂七杂八的东西，而不让一些正经知识在里面得个藏身之处？

太过度了真不好。就算是美好的东西，也是过于脆弱的，而丑的东西，真是相当顽固呢！套用一句时髦网络语言奉劝各位吧：不要迷恋哥，哥只是个传说。

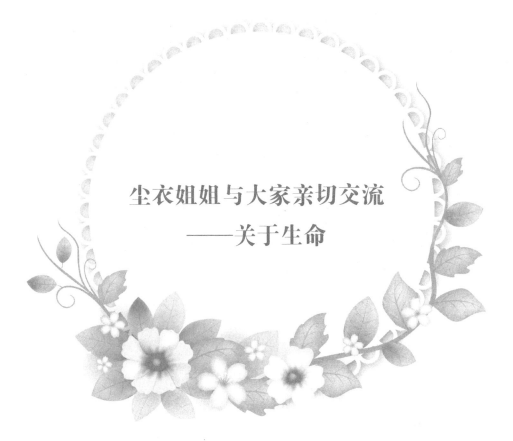

尘衣姐姐与大家亲切交流

——关于生命

青春期生理要了解

湖南省岳阳市鑫鑫：我看过一些关于青春期和生理健康发育方面的书，有些同学认为这样的书不健康，低级下流。是这样吗？

心结"尘"解：我们了解这个世界，也包括从生理和心理上客观地来了解我们自己。所以，适时、适度、适量地看一些有关身心健康发育的书是很好的，也是有必要的，这是科学地了解人类自身的方法之一，有利于我们身心健康地发育。同学们应该摒弃旧的思想，正确、客观地认识自我，勇于挑战自我，用科学的知识来武装自己的头脑。

"鸳鸯眼"用不着自卑

湖南省桂阳县燕儿：我发现自己的眼睛有一只是单眼皮，而另一只却是双眼皮，显得一只大，一只小；肩膀也一边稍高，一边稍低，可能是我总爱用右肩挑东西的缘故；刚开始发育，乳房就不是一样大。我现在好自卑。姐姐，你能和我谈谈吗？

心结"尘"解：看样子呀，你是比较注意自己形象的一位小妹妹。但姐姐首先不赞成你的"自卑"，因为现在你正处于青春发育期，这些都算不上什么缺陷的。从你所说的情况来看，你的眼睛是先天形成的。这样的眼睛，有什么不好？它还有一个很好听的名字叫"丹凤眼"，多可爱。而肩膀的问题，则是因为后天的不良生活习惯而造成的。你只要时刻注意保持坐、立、走的正确姿势和好的生活习惯，坚持下去，自然就不会像现在这样了。还有，两个乳房本来也不会完全一模一样。万一不行，这些问题还可以去找医生咨询或就诊。现在，你再不会沉湎于自卑而不能自拔了吧？

唇边长"胡子"的女孩想自杀

四川省营山县琳子：我是个女孩，五官自认为还算端正吧，身边的朋友也有夸我长得漂亮的。可是让我苦恼的是，我的唇边居然长满了一圈密密的茸毛，颜色很深，看起来就像一圈浓密的黑胡子。这严重影响我的形象，我真的想自杀算了！

心结"尘"解：姐姐先帮你弄清楚你唇边的茸毛是怎么回事吧。很多女性汗毛比较发达，与遗传及体内的雄性激素分泌偏高是有关系的（要知道，女性体内同样有雄性激素哟）。一般来说，这些对身体的健康没有影响，不属于病态。我觉得它严重影响到你的形象，我想这才是你真正害怕的原因。但你却看得太重要，竟然因此要轻生，姐姐真的要骂你：太糊涂了！但是爱美之心，人皆有之，姐姐当然是理解你的心情的。只是，再怎么样，我们的生命难道就这么微不足道吗？既然你这么在意它，最好去医院向医生咨询，这样对你的身心都会有好处。最后，姐姐还要强调一点：就算那些"胡须"没办法去掉，姐姐也希望你做个自信的女孩，不管别人对你的看法如何，你首先要做到：爱自己。

手、腿长汗毛，不敢穿裙子

湖南省邵阳县林奇：最近一年来，我手上和腿上的汗毛越来越长，而且又黑又粗。很多同学因此嘲笑我，弄得我夏天不敢穿短袖衬衣和短于七分的裤子，裙子更是不敢穿了。姐姐，你帮帮苦恼的我，好吗？

心结"尘"解：因为生理特点不同，或者生长激素分泌不一样，很多人体表的毛发（也就是俗称的汗毛）会像你说的一样，又长又黑又粗。这是一种正常的生理现象，没必要大惊小怪。同学因为这个而嘲笑你，是不对的。不过你也不必太介意，只要整洁大方，想穿什么就穿什么吧。自然而然地，他们也就熟视无睹了。

胖男生胸大被称"咪咪怪"

296■■■■29@163.com：姐姐，我是个男生，身材比较胖，被别的男生叫作"咪咪怪"。"咪咪"是我们那里的方言，就是胸部的意思。虽然我太胖，脂肪太多，但是别人也不能嘲笑我的胸部啊！姐姐，我该怎么办？

心结"尘"解：是呀，人一胖，脂肪相对而言就会多些，分布在身体各个部位的脂肪也会相应比瘦人的多一些。所以，胸部大一点也是正常的嘛，同学们也太少见多怪了嘛。如果你一瘦下去，不就和他们一样了？所以，你大可不必太过于在意他们的调侃。再说，我看他们也许并没有恶意，你就当作一种幽默来对待吧，跟着他们自嘲一番，不就没事了吗？这样反而显得你大度与稳重，他们对你的印象就会更好了。当然，如果他们是恶意的，那就不必客气，告诉老师或家长，请他们采取有效的措施来保护你的自尊。假如你还是在意别人对你的议论，那不如从你自身开始改变——减肥！

口臭要治，但不能被奚落

湖南省安乡县小辛：因为我现在有严重的口臭病，同学们都不跟我说话，还常常奚落我。我每天都用盐水刷牙、漱口，可是没有什么作用。

心结"尘"解：用盐水刷牙、漱口，不是消除口臭的根本方法。你得找出引起口臭的真正原因。也许是口腔疾病，或是内脏病变，或者其他可能引起口臭的疾病。建议你去医院口腔科做一次全面检查，然后对症下药。至于同学们，因为你有口臭而不和你接近，这个可以理解。但奚落你，这就不对了。因为你已经够痛苦的了，他们再这样对你，会使你更难过。我们看到别人痛苦，应该积极地去帮助他，而不是奚落讽刺。希望你能早日治好病，同学们也能一如既往地和你亲密相处。

初潮来得晚

湖南省长沙市易易：我已经快17岁了，可至今还没来月经。我真的很担心我的身体有毛病。唉，这事儿我那粗心的妈妈也没注意。

心结"尘"解：一般来说，女孩初次来月经即初潮的平均年龄是13岁。但既然是"平均"，也就是说这不是个绝对数字，那么可能有比它更早的，最早的9岁就来了；当然也有比它更迟的了，到18岁才来的也有呢，所以这都不足为奇。现在，你可以再等一阵，如果仍然没有动静，那你就告诉妈妈，最好请她带你去医院做一下检查。这是正常的生理现象，你不用羞于启齿的。

13岁初潮光临丑不丑，会影响长高吗

湖南省醴陵市颖子：我今年13岁，已经来了月经，心里十分不安，因为我觉得这像是件"丑事"。而且还听别人说月经来得早，将来会长不高，是吗？

心结"尘"解：女孩子第一次来月经叫初潮，它是青春期到来的重要标志之一。正常的初潮年龄约在10~16岁，超过18岁不来月经，属于异常现象。初潮来的早晚与遗传、环境和营养等因素有关。气候炎热地区的女孩初潮较早，反之则偏晚；发达城市的女孩来得较早，偏僻山区的稍迟；身体健康、营养条件好的女孩来得早，体弱生活条件差的较晚。初潮后身高仍有1~3年的缓慢增长期，增加幅度因来潮年龄早晚而异，但有的关系并不太大。据国内某些专家大量观察证实，女生自初潮至发育基本结束，这期间，多者身高可长8~10厘米。少者仅1~2厘米。另外，女孩子在第一次行经时，常常不免有些害怕的心理，实际上只要知道这是正常的生理现象就不会恐惧了。

初潮两个月后不再来

湖南省衡阳县秦秦：我刚满12岁，已经来了月经。很多人说这很正常，可是为什么第一次来后，两个月时间过去了，却一点动静也没有呢？我好怕啊，将来会不会连孩子都不能生？

心结"尘"解：别怕，12～16岁确实是目前东方女性来月经的平均年龄，很正常。每个正常女孩都要经历来月经这一生理过程，它让女孩的女性特征变得更明显。但因为第一次属于初潮，每个人的生理承受能力各不相同，有的间隔周期会在一个月左右，有的却要两三个月。这应该是一个适应期吧，如果这段时间过去仍然和你说的一样，一点动静也没有，你就得尽早去医院。至于会不会影响到将来的生育，我想这个问题，医生会告诉你答案的。

身体有点小残缺怎么了

湖南省东安县小霖：我因为小时候不小心伤了脖子，有一些比较难看的痕迹。有很多同学取笑我，我很痛苦，甚至不想到学校去上课了。可是我能因为这些而放弃学业吗？

心结"尘"解：我有个很要好的初中同学，她的整个脖子都是小时候被烫伤后留下的疤痕。当时班上很多同学都取笑过她。但她一概不予理会，照样与我们一起上学、唱歌、做游戏。后来参加高考，她以优异的成绩被一所工学院录取。如今，她已成为一家私营企业的董事长，麾下3000员工紧紧团结在她周围。前不久我们见面时，她对我说了这样一句话："一个人外表残缺不可怕，被人取笑也不可怕，可怕的是自己不够坚强，败在了流言之下，败在了自己手中。"小霖，听了这个故事，你还会痛苦，还有放弃学业的念头吗？

小男生长胡子遭取笑

湖南省祁东县大海：我感到特别烦恼的是我年纪这么小，却已经长胡子了。同学们常常因此讥笑我，真让人忍无可忍。

心结"尘"解：既然同学们已经上中学了，也就到进入青春期的年龄了。青春期是一个人由幼年向成年过渡的特殊时期，约自12～18岁。在此期间，体格迅速发育，生理功能也逐渐成熟，从而出现第二性征。比如男性会长出胡须、喉结突出等，女性会出现月经、乳房开始长大等。这些都是正常现象。每个人都要经历这个过程，才能真正发育成熟，健康成长。所以，千万不要因此而感到不安。有同学以此来讥笑你，这是他们还没有了解这些生理知识的缘故。相信他们了解以后，就不会再笑话你了，因为他们自己也和你一样，正在经历这一时期呢。

狐臭让人苦恼

湖南省湘潭市小琦：姐姐，到今天为止，我还不知道母亲节是几月几日。你能告诉我吗？另外，有一个问题一直困扰着我，使我很苦恼，那就是因为我有狐臭。我该怎么办呢？

心结"尘"解：告诉你吧：母亲节是每年5月的第二个星期天。可别忘了按时送上你对妈妈的祝福。至于你有狐臭的问题，大可不必太苦恼，因为这不是不可以治好的病。最简单的方法是使用止汗剂、止臭剂等药物疗法，也可以去医院采用电针烧灼法治疗。不过，治疗此病还是要到医院进行正规治疗比较好。

醒来发现睡在爸妈的床上

湖南省耒阳市莉莉：有一天晚上，我一个人在家，像往常一样睡在自己的床上。可第二天醒来，我发现自己睡在爸妈的床上。而直到中午，门上的插销没有拔开，家里根本没有人来过。这是怎么回事呢？

心结"尘"解：有些人特别是儿童在睡梦中，因为没有进入深度睡眠，会进行一些下意识的活动。比如开门出走，然后自动返回；或将家里的东西搬来搬去地换地方等。然而醒来后，并不能记起自己做过什么。这种现象就叫作梦游。根据你提供的情况分析，极有可能是一种梦游现象。但不用紧张，一般来说，儿童梦游不算什么大毛病，往往会不治而愈。相比之下，成人梦游则较少，成人梦游则是一种病态行为。一般治疗梦游的方法有厌恶疗法和精神宣泄法。最好的方法是去医院在医生指导下治疗。

想长胖没办法

shao███████52@sina.com：姐姐，请你告诉我，怎样才能长胖？

心结"尘"解：要长胖并不难，可以从饮食上注意全面摄取营养，多吃富含蛋白质、维生素和其他营养成分的食物。另外，要积极地进行体育锻炼，这样才能增强体质，使自己变得强壮起来。姐姐曾收到很多询问如何才能减肥的来信，而你是极少数要求长胖的学生之一。我想，我们大可不必为自己的身体过胖或过瘦而烦恼。因为更重要的是要有一个健康的体魄，没有疾病，这样才有足够的精力投入到学习和工作中去。同时，我们还要注意个人品格的修养，尽可能保持朝气蓬勃的状态。

班里最胖的我好痛苦

湖南省湘潭县小舒：我是我们班里最胖的一个人，同学们都笑话我，还给我取绰号，真让我无法忍受。哎，要是我能变瘦一点，让他们改变对我的看法就好了。姐姐，你说我要怎样才会不痛苦？

心结"尘"解：因为一个人外表上的某些缺陷而取笑他人，这是没有礼貌、不尊重他人的行为。所以有的同学给你取绰号是不对的，必要的时候你完全可以义正词严地予以说理与反驳。但是请你记住：你就是你，不必总是在意别人的看法，更不要整天沉湎于此，白白放弃了你本该拥有的快乐。另外，据我所知，要减肥也不是一件很困难的事。你应该积极主动、持之以恒地参加一些体育运动，也可以适当节制一下饮食，比如每天除三餐主食外，尽可能少吃或不吃零食。另外，保持心态良好也是非常重要的一个方面，你看香港著名演员沈殿霞，别名"肥肥"的她不照样整天乐陶陶的？你说，有什么过不去的坎呢？

六月下雨隔田埂

广西壮族自治区容县姜立：我家门前有条小河。现在，雷声大作，河对面也下着倾盆大雨。可是奇怪，仅仅一河之隔，我们这边却没下一滴雨。这是为什么呢？为什么我小时候不太关注这些，现在这么敏感起来了？

心结"尘"解：一般来说，下雨是因为地面上的水遇热变成水蒸气升腾到空中，聚集到一起后形成积雨云。当云层里的水分达到饱和状态时，就会形成雨点落下来。而这种积雨云并不是静止在空中的，也会随风飘移。所以，它飘到哪儿，哪儿就会下雨了。于是，理所当然地就会出现你所说的"仅仅一河之隔"，有的地方下雨，而有的地方却干燥无雨的现象了。民谚"六月下雨隔田埂"说的就是这个道理。因为夏天气温和气压等原因的影响，这种现象在夏天尤为明显。你小时候不太关注这些可能跟阅历有关，现在变得敏感一点从生理和心理上来说都是正常的，说明你懂得去观察生活，同时，也说明你真正长大了！

挑食被骂，恐惧餐桌

湖南省安化县风风：我从小就有挑食的坏习惯，主要是不喜欢吃肉类食物。爸爸妈妈便经常骂我。这让我很伤心，简直不敢往餐桌上靠了。

心结"尘"解：造成挑食的原因有很多，有时是因为味蕾过于敏感，对有些食物的味道不习惯，从而下意识地拒绝；有时是因为进餐前或进餐时喝太多的饮料，或吃过多的零食，从而破坏食欲……挑食往往会导致某些营养素的摄入不足或过量，造成体质虚弱，抵抗力差，容易生病或过度肥胖，稍稍运动便气喘吁吁，严重影响人的生长发育。所以你最好尝试着让自己慢慢地去接受那些你不喜欢吃的食物，哪怕每次只吃一点也行。因为你摄入的营养全面了，身体就会棒起来，这会少让爸爸妈妈担多少心啊，你说是吗？同时，你会发现，不知不觉中，爸爸妈妈已经改掉骂人的"臭"毛病了。

喜欢运动但跑步姿势不好看

湖南省岳阳县姗姗：我是个非常喜欢运动的女孩，可是我长得不好看，特别是每次跑步时，同学们总说我像小丑在表演，这使我十分蒙羞。

心结"尘"解：姐姐首先要说，同学们这样的说法是不对的。《燕书》中讲子鹪娶了个满脸瘢痕、瞎了左眼、皮肤漆黑、身材瘦小的丑陋无比的女子，为她取名"玄姬"，甚至因为她而嗤笑世间其他女子多长了一只眼睛，只因为她弹琴鼓瑟的技艺十分精到，且擅长跳"北里"之舞。不管怎样，从这里我们可以看到，容貌是父母给的，我们无法改变，但我们可以通过后天的勤奋来弥补先天的不足。所以,你要学会用一种平和的心态去面对同学,尽可能改善与他们的关系,必要时主动诚恳地请他们帮你纠正跑步的姿势。同时,把精力放在学习上,争取取得优异的成绩。这样,相信同学们会对你刮目相看的。

梦中得怪病,醒来怕成真

广西壮族自治区贵港市玲玲:姐姐,有天晚上我忽然做噩梦,梦见自己得了一种古怪的病,谁也治不了。现在,我整天想着那可怕的病,总觉得是不是真的被这种病缠上了。

心结"尘"解:呵呵,玲玲,被梦吓着了吧?不过,你这是自己吓唬自己呢。如果每个人梦见什么就真的遇上什么,那不成了"神梦"啊?那也不用称它为"梦"了。因为梦本身就是一种虚幻的想法,并非真实发生的。所以你现在根本就是自我心理暗示不当,不知不觉地让自己的思想朝梦中的情节靠拢。只要排除这种心理暗示,就不会一直被梦中景象缠着了。你可以试着进行一些平时喜爱的体育锻炼,或者看一些有趣的电视剧,再或者吃一些最爱吃的零食,这样都可以将你的注意力从"梦"中转移开来,慢慢地,你就会忘了那个讨厌的梦了。

我是阴柔的男生

湖南省益阳市钟忠:我自小长得像女生,声音也像女生,性格带着一些忧伤,更像女生,加上不好动,所以许多同学经常用不堪入耳的话议论我。姐姐,我该怎么办?

心结"尘"解:同学的议论,你最好采取冷处理的方式。你不予理会,他们自然无趣。虽然长相和声音是先天生就,难以更改,但是性格是可以改变的。我看，你可以有意识地给自己一个正确的性别定位：我是男子汉！你平时要强调这种意识，多与男同学接触，多进行有益的身心活动，特别是尝试那些富有挑战性，甚至带有明显性别特征的活动。随着年龄的增长和身体的发育，慢慢地，你会感觉到自己浑身充满了阳刚之气。

舌头上火要吃药打针吗

Ding████din@126.com：姐姐，我的舌头上火了，现在疼得要命，你说它怎样才能好得最快？是让它自然好，还是吃药或者打针呢？

心结"尘"解：呵呵，你真可爱。我想，当我看到这封邮件时，你的舌头已经好了吧！不过，姐姐认为小病不可小看，遇上这样的情况，还是要尽早去医院，因为医生会给你很好的意见。

13岁的我没有12岁的同学高

湖南冷水江茜茜：姐姐，我满13岁了！可是，我的身高让我非常不满意，才147厘米。我们班一个12岁的同学已经有161厘米了呢。你说可气不可气？

心结"尘"解：啊？不过是有人比你小却比你高，你就觉得可气？这有什么，姐姐反倒是要先祝贺你呢！知道吗？姐姐13岁时还只有142厘米（这个秘密你可别外传啊，呵呵），至少你比姐姐当初要"幸福"吧？可是姐姐不照样生活得很快乐吗？而且，直到现在，姐姐还在为你们传递快乐，那事根本没影响到姐姐！所以，顺其自然，快乐就好。明白了吧？

脸上长了小粒粒

mei ■■■■xuen@163.com：为什么最近我脸上长了那么多小粒粒呀？真难看。

心结"尘"解：这是青春痘。你现在处在青春期，正是一个人身体发育最旺盛的时期，相对来说，内分泌系统运作得快一些，长痘痘比较常见。平时，你可以少吃辛辣油腻的食品，同时注意多运动，并好好休息，必要时就医。

损人的同学不道德

浙江省苍南县"伤心小女孩"：我实际上是长得不太好看，同学们常说我不化装都可以演小丑。这让我很难过。

心结"尘"解：姐姐首先要说，取笑他人的缺陷是不道德的行为。做人应该富有同情心，要懂得内在美比外在美的魅力更持久。一个人的容貌是天生的，我们难以改变，但可以通过后天的努力来弥补先天的不足。你若是把心思花在别人的品头论足等并无意义的事情上，还不如通过学习或做自己感兴趣的事情来充实自己，将自己的内在美尽量挖掘并展现出来，或者进行一些必要的形体训练，内外兼修，也是很好的。听话，做个自信的女孩！

不口吃，有方法

湖南省茶陵县丹阳：我平时用方言说话，总有些口吃。所以一见人就说不出话来，总是有畏难情绪，越来越不敢说话。怎样才能使我不口吃呢？

心结"尘"解：首先，你要从根本上纠正自己的认识，不要总以为别人很在意你说话，其实并不然。要知道，别人也会有口吃的现象发生，所以不能对自己要求过严。不妨在说话前深呼吸，把心态放平和、放轻松；其次就是在各种场合进行锻炼，可以在说话前把内容想好，灵活多变，不用规定形式，效果也会很好的。另外，平时可以大胆地试着用普通话与人交流，当我们换一种语言交流时，很多时候都可以避免口吃现象的发生。试用前面的方法后，如果还有困难，那你有必要去做一下放松治疗，或买些信得过的纠正口吃的药物或仪器等。祝你快乐！

我不白，但也不是"黑鬼"

湖南省茶陵县"才女"：我的皮肤不太白，但也不至于有多么黑，可是有同学一见我就叫我"黑鬼"。我不想听那些话，它让我难过。

心结"尘"解："我黑，我健康！"我有个朋友上中学时也碰上了类似的事，但每次有同学那样对待她时，她总是这样义正词严地驳斥他们。她还告诉他们说，我不但身体健康，心理更健康。她还常常反过来劝那些喜欢拿别人身体上的缺陷（何况你这根本算不上是身体缺陷）来取笑的同学，应该多一点爱心和宽容心，让自己的心理变得健康一点。我这位朋友也曾经因此而很自卑很难过，但是她学习等各方面都非常出色，加上她不卑不亢的态度，最终赢得了别人的认可与尊敬。从她身上，你受到启发了吗？

我是只比我大3岁的邻居生的

湖南省道县李星：我们家邻居只比我大3岁。我却固执地认为，我是她生的，怎么也解不开这个疙瘩。这让我苦恼，我该怎么办呢？

心结"尘"解：从你的情况来看，你可能患有一种不健康的病态思维，心理学上称为思维自动症。也就是我们俗话说的胡思乱想。这种症状多见于性格内向，而又爱思索、富于幻想的年轻人。你之所以产生这种念头，可能是因为她平时和你比较亲近，你们之间非常谈得来，才让你产生一种错觉吧。思维自动症要以预防为主。你需要做的是，正视现实（可能你内心深处明白这是不可能的事情），正确评价自己，及时摆脱不切实际的消极幻想，增强自信心和自我控制能力。当幻想来临时，你要学会自我暗示，努力予以摆脱；还可以通过转移注意力或参加自己感兴趣的活动来克服。如果已被确诊为思维自动症，那就需要在心理医生的指导下，进行有关的治疗。

🌸 身体不高不自信 🌸

湖南省保靖县龙春：我已经15岁了，身高只有146厘米，很多年龄比我小的同学都比我高多了。这让我很悲伤，甚至因此而不再自信。

心结"尘"解：人的身高有时在一两年的时间内会增长极快。我有个朋友，他16岁考入大学后，在一年的时间里长了10厘米。男性身高增长的时间一般较长，有的人快30岁时，身高还在增长。你现在还小，说不定过一年半载，就会加速"拔节"哟。当然，身高一时半刻没有太大改观也是有可能的。退一万步说，如果身高无法达到你理想中的要求，也千万别因此而给自己太多压力。要相信，"上帝关闭了一扇门，一定为你打开一扇窗"。当客观的情况难以改变时，不妨给自己多一点信心，在其他方面练就过硬本领，以此来淡化自身弱的一面，成就自己。你说，这样的人生不是也很精彩吗？

🌸 不是每个"缺陷"都讨厌 🌸

ji■■■■e22@126.com：好姐姐，我的腿有些短，我有点自卑……

心结"尘"解：哈哈，姐姐最近恰巧看到一篇标题为《十个身体"缺陷"反而健康》的文章，里面正好提到一些跟你类似的问题，你参考一下。文章认为，身体部分的某些"缺陷"其实并不是坏事。比如，痣多更长寿；脚踝粗走路更稳；腿粗短，骨结实；屁股大，降低糖尿病风险；耳朵大，老了听力好；油性皮肤皱纹少；女人腰上有点肉可防骨折……

我是不是出现了心理问题

38■■■■■49@qq.com：姐姐，最近我总感觉自己心理上出了问题。比如，对什么都提不起劲，对什么都漠不关心，挤都挤不出一个笑容来。怎么办呀？

心结"尘"解：先弄清楚什么叫心理问题吧。心理问题也称心理失衡，是正常心理活动中的局部异常状态，不存在心理状态的病理性变化，具有明显的偶发性和暂时性，常与一定的情境相联系，受其诱发，一旦脱离该情境，个体的心理活动则完全正常。弄清这个意思后，我想告诉你，你能自我发觉一些心理活动的变化，说明你还是挺敏锐的，不至于存在心理状态的病理性变化。然后，我想说，人的情绪也会有正常起伏，有高潮期，也有低谷期，不可能每时每刻都兴高采烈呢。最后，我想问问你，最近是不是遭遇了什么异常情况？如果答案为"是"，请好好转移注意力，慢慢化解；如果答案为"不是"，就注意多休息，不要太累，否则也会影响心情的。

洗个脚吧，求求你

3a■■■■lehg@126.com：姐姐，我现在在一所新学校上学，是寄宿生。我们寝室有个同学很不爱洗脚。春天的时候，那位同学一周只在星期三的时候洗一次脚，有时甚至整整一周都不洗一次。每次他把鞋一脱，就会有一股臭中带酸、酸中带臭的怪味扑面而来，把人熏得发晕。现在天气越来越炎热，他洗澡也跟洗脚一样，超级"节省"——一周不超过两次。真受不了！我已经找了老师，要求换寝室，因为我不好意思向他提。

心结"尘"解：这个问题说大不大，说小不小。说它不大，是因为只要那个同学改变一下个人卫生习惯，就什么事都没有了；说它不小，是因为如果问题不得到解决，不光引起大家的不快，甚至会因此引发其他麻烦。每个人的生活习惯不一样，会导致各种不同问题的出现。比如你说的洗脚、洗澡问题，还有早睡、晚睡问题，东西摆放得整齐不整齐的问题……问题出现后，没必要逃避。你换寝室了，谁又愿意来承受你难以承受的东西呢？况且，你有勇气跟老师说，难道就没有勇气诚恳地跟那位同学谈谈大家的感受，请他照顾一下大家的情绪吗？最根本也是最好的做法，就是帮助他减少毛病，慢慢地形成良好的个人卫生习惯。

我想文身，行吗

ab■■■■xiao@126.com：曾听过一则新闻，说捷克的弗拉基米尔·弗朗茨全身95%的皮肤被文身覆盖，却成为总统候选人。据说，他的排名还很靠前呢。我一直想文身，可是因为是学生，怕老师和大家说，就没去。

心结"尘"解：我曾经看到过类似的问题，是一个18岁的高中生向一位医生提出来的。我也根据你所说的情况咨询过相关医生，两位医生的看法是一致的。他们都认为，现在青少年正处在身体发育的阶段，需要好好保护身体，这一阶段文身是很不好的，会对以后的身体有很大影响。他们接到过很多案例，都是年轻时文身，可是后来后悔了，又去请他们将文身去掉。总之，他们不建议文身。所以，你最好不要做出令自己后悔的事情。至于你说的捷克总统候选人有文身，我看这是个特例，不是人人都是这样的，对吗？

这样有害吗

42■■■■45@qq.com：我不想让自己发胖，所以很爱锻炼。但这样总感觉还是不够，所以每天，我早上只喝杯牛奶，有一餐不吃主食。不知这样会不会对身体有害。

心结"尘"解：一般来说，健康比外形更重要。我们首先要从心理上正视这点，不要人云亦云，以瘦为美。如果你坚持锻炼，身体还是超过标准体重太多，那可以咨询专业的医生，适当减肥。如果体重还算正常，就不要盲目追求所谓的"身形苗条"，因为过度节食对身体有害无益。

陌生人恐惧症

wuai■■■■ai@sina.com：姐姐，我有个缺点，想请你帮我分析一下，告诉我该怎么办。是这样的，我现在见到陌生人，表情就不自然，容易脸红，非常害怕别人注视我，更怕跟陌生人目光对视。

心结"尘"解：你所说的情况，轻一点的，随着时间的推移和阅历的增长，会自然地得到解决；重一点的，可以归属于一种青春期常见的心理疾病。还有的人会表现为，控制不住用余光看人，或觉得别人能看出自己的表情变化和窘态，能洞察到他内心的想法……因这样的心理活动产生的行为便是努力回避，最后的结果就是影响跟别人的交往，从而异常痛苦。

可以有意识地培养自己的人际交往能力，比如多参加集体活动，多帮助他人……如果一直得不到有效缓解，不妨勇敢地去寻求医生的帮助，千万不要觉得难于启齿，否则一拖再拖，会被煎熬数十年。

难不成是脑筋急转弯

qq■■■■pp@163.com：姐姐，一个人只吃不喝，或只喝不吃，为什么？

心结"尘"解：这不是给我出的脑筋急转弯吧？不过，还是想试着回复你：一个人如果真的这样，原因可能有这样几种：生病，受不良心情影响，或是想搞一下行为艺术。这个答案，你还算满意吗？

青春期女生应注意事项

cici■■■■bei@126.com：姐姐，我是一名刚进入青春期的女生。这个时候，在交友、心理、生理等方面，我应该注意些什么？

心结"尘"解：进入青春期的女孩子月经开始来潮，身体变化较男孩子更明显。所以，首先，对营养的需求比较特殊，饮食上要注意。另外，经期要注意个人卫生，要选择适合自己尺寸的内衣。还有，洁身自好，正确面对与男同学的关系。你可以看看有关青春期的读本，或向父母求教。别害羞，这是很正常的。

不杞人忧天

14■■■■42@qq.com：我最近总是疑神疑鬼的，只要身上不舒服就以为自己得了绝症。以前去看过心理医生，花了几百块钱，开了很多药都没效果。我该怎么办？姐姐帮帮我！

心结"尘"解：弄懂一个成语：杞人忧天；记住一句话：天不会塌下来。姐姐的意思是，有的坏事其实是不会发生的，你总是想象它将要发生，想得太多，自己都信以为真了。你这属于消极的心理投射。如果换种思维方式，多想些积极的事，给自己多一点积极的心理暗示，你的内心就会变得阳光起来。

好看不能当糖吃

qa■■■■yi@126.com：姐姐，我很爱臭美呢。别人都说我："就知道臭美，成绩又不怎么样！"可是，我不想理她们！

心结"尘"解：姐姐的妈妈在姐姐小的时候，对姐姐说："你可别学着人家爱打扮，好看又不能当饭吃！"姐姐也想对你说："爱美之心当然得有，但过犹不及，好看不能当饭吃，还是注意一下尺度和场合吧！"

没必要太爱俏

63■■■■757@126.com：姐姐，我们班上有位女生真是极品——画眉毛，戴美瞳，涂唇彩。眉毛虽然是画得淡淡的那种，但我一眼就能看出来。还有，她穿的衣服也与众不同——别人常常是将校服穿在最外面，她偏偏要在校服外再套一件时髦衣服。真受不了她！

心结"尘"解：讲究卫生，收拾得整洁一点是必要的，但过于爱打扮，姐姐不提倡。因为一则你们正处在青春期，化妆品对你们的身体发育不会有积极影响；二则，现在你们的心思如果过多地花在打扮方面，必定会占用过多时间，对学习也不会有好处。

老打嗝不只是影响心情

wewa████bi@163.com：姐姐，最近几天，我常打嗝。打嗝时，身体收紧，胸口会疼。一直这样，影响心情。怎么办?

心结"尘"解：正视它，正确处理它，不要形成心理负担。告诉你打嗝的家庭疗法：1.干吃一匙糖。2.弯身喝水。3.憋气或吐气。4.吃饭时不说话。5.用力伸舌头。6.以棉花棒刺激硬腭和软腭交接处。7.咀嚼并吞咽干面包。8.双手抱膝压胸。9.用水漱喉咙。10.吮吸碎冰块。11.冰敷横膈膜处。12.用指头塞住两个耳孔15秒。分别试试吧。如果依然无效，你还是去医院检查一下，看是不是其他疾病引起的。

我最幸福

有没有对自己说过一次，"我最幸福"？

或许你会摇头：哪里？我还幸福？别人穿的用的都是名牌，可我呢，连一个必需的复读机都没人给我买；别人的爸爸妈妈总是有大把的时间陪子女，我的爸爸妈妈却一天到晚见不到；别人一日三餐吃香的喝辣的，我却每餐干饭拌凉菜；别人考试总是轻轻松松拿第一名，我却再怎么努力也只能及格；别人的朋友遍天下，我身边却没有一个知心人；别人……简直数落不完。委屈、无奈、失落……化成泪水，在眼眶里打转转。唉！末了，还是禁不住叹口气。

可是，有个小女孩，却笑着说："我最幸福！"

她是个怎样的人呢？失去了双手，但她学会了用双脚来切细细的土豆丝、剁细碎的肉，给爸爸和哥哥做饭吃，还给他们蒸包子和包饺子；由于没有双手，尽管小学毕业会考时她考了全县第一名，却没有一家中学愿意收留她，但她自学了整个中学的课程，后来一所大学录用了她；由于没有双手，她上大学军训时用脚叠被子，部队领导说要录下她叠被的过程，让同学们学习；由于没有双手，她用双脚来学习绘画和书法，她最满意自己的书法作品是"我最幸福"4个字。在一次电视节目访谈中，她脱口而出的还是这4个字！在她看来，她已经拥有了最可贵的生命，还有什么理由不去珍惜和热爱，还有什么困难不能克服的呢？

"我最幸福"——多么简短的4个字。可是，它却包含了很多：坚持、勇敢、顽强、毅力……同时也排斥了很多：抱怨、畏惧、怯懦、卑微……

请你记住，并对自己说："我最幸福！"

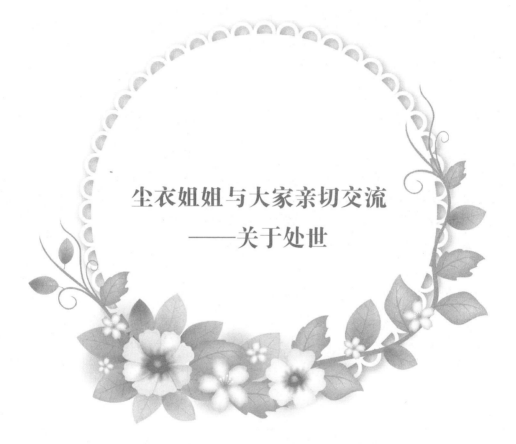

尘衣姐姐与大家亲切交流
——关于处世

我不可能永远是小偷

湖南省邵阳市小邓："8月13日，阴转小雨。今天是我一生中最难忘的一天，天气如此，心情更加恶劣。我几乎失去了尊严，自尊心极强的我，竟做起了小偷。我该如何面对关爱过我的人，悔恨也不能寻回我纯净的心。但我坚信，我不可能永远是小偷，毕竟我还年轻。"看了我的日记，姐姐，能为我祝福吗？

心结"尘"解：小邓，我感到你是一个执刑者，被执刑的人正是你自己。我得先给你鼓掌了。倘若一个人在做一件事之前，都能理智地命令自己不要犯错误，并能坚持做到，那他的一生该是多么的完美。所以，我们最好尽力争取做一个完美的人。究其实，人不是天生就会犯错误的，大路朝天，脑子一时犯浑才会不自觉走到了岔道上。重要的是犯过错误之后，我们该如何对待它。如果一味地沉浸在后悔中，在人前总是抬不起头来；或者采取更为消极的办法，企图以另外的错误来弥补，让自己越陷越深，一直朝着错误的深渊走去，我想这都是极不可取的。一个人最值得回味的胜利，便是战胜自我。而你，就是一个敢于面对自我、战胜自我的人。相信一点瑕疵绝对掩盖不了你以后的光彩，更相信你能勇敢地抬起头，走好以后的路！

将100多元钱借给了骗子

广东省广州市芬芬：我那天带着妈妈给我的100多元钱，准备参加电脑补习班。路上遇到一男一女，说他们是到广州来玩的学生，迷路了，钱也花光了，问我可不可以借给他们，还发誓第二天一找到亲人就会还给我。我信了他们，将钱全借给了他们。可一个月过去了，也没有他们的任何消息。

心结"尘"解：一个人不能缺少爱心，不能没有同情心。你的出发点是好的，你已经表现了你足够的同情心。但你可知道，人也是要有一定的辨别能力的？坏人正是掌握了一些人的善良和盲目的同情心，从而使他们的诡计得逞。吃一堑，长一智，算是对你这次经历的最佳答案与总结。

阿婶，我想揍你，知道吗

广西壮族自治区容县峰峰：我常听到阿婶在背后说我爸妈的坏话，捏造是非，我真想揍她一顿，或找她的小儿子发泄。我对爸爸说了，可爸爸只是笑了一下说："让她说个够，我只要干好我的活儿。"姐姐是否能告诉我该怎样处理这样的事？

心结"尘"解：生活中常有大人之间闹矛盾的事，有些小孩也参与其中，因为他们不愿意自己的父母被人欺凌。但是如果多一些宽容，如古人所说，"让人三尺又何妨"，事情就会朝好的方面发展了。《淮南子·原道训》中也有"化干戈为玉帛"的故事，即将发生的战争都可平息，你爸爸与你叔叔血脉相连，又有什么大不了的事，不能化"敌"为友呢？我觉得你爸爸"淡然处之"的态度很值得欣赏呢。如果你能以情动人、诚恳地劝说一下婶婶，相信她一定会因此而感动，并与你们一家和好如初的。

老师，骂我你就爽了吗

mojia■■■■■nh@sohu.com：我总是被老师骂。这对我很不公平！

心结"尘"解：老师不能体罚学生，但批评教育是完全有必要的。可能老师对你是严厉了一点，你就认为他是在"骂"你。换个角度来看，老师的"骂"，恰恰说明他特别注意、关心和爱你啊！倘若他对你放任不管，那才是真正地对你不公平呢。所以，你不妨试着从自己身上找找原因，有则改之，无则加勉。姐姐相信你！

他偷手表，我能告密吗？

河南省新乡市小何：我无意中发现一位同学偷了另一位同学的手表，想也没想就告诉了丢表的那位同学。结果，那位丢表的同学去找偷表的同学，一不小心说是我告诉他的。唉，你看，我这不是要被他仇视了吗？可是从小到大，老师、家长还有书里的故事中都讲到，一个人要诚实，那么既然我发现这件事情后把它如实地说出来，为什么现在心里不安的反而是我呢？

心结"尘"解：你应该知道，邪是永远不会压正的。且不说那位偷表的同学有多么坏，姑且认为他只是一念之差吧。可是那样错的也是他而不是你呀，所以，你说，你为什么要感觉不安呢？当然，如果说到处事的策略，可能你运用得不是特别恰当。如果你在发现那位同学偷表后直接找他交流一下，争取让他主动把表放回原处，也许就不会发生后面的情况了。但是这也只是说你的处理方式不是特别妥当，并不是说你错了。更不能说，你错在诚实上。因为诚实是我们每个人应该拥有的品质，你是一个诚实的孩子，这一点非常值得表扬。现在你心不安是没用的，如果说必须要想一个利于情况发展的好方法的话，我看还是你主动去向那位偷表的同学道个歉，你说你在处理方式上有些不妥，没有顾及他的面子，但是，你这并不是说他的行为是对的，他同样不能那样做。这样的话，相信那位同学会原谅你的。当然，说不定他也正后悔不迭，为自己的行为而难过呢，哪里还会怪你呢？

有针对性地帮助人

江西省上饶市小邓：我与几位同学成立了互助学习组。可是，我的成绩本来在班里还不错，恐怕这会影响我的学习。

心结"尘"解：一般来说，合作互助式学习法可以使大家共同进步，共同提高。可是有的同学就算参加了互助学习组，仍然不用功，而且一直不听劝告。这样，不但他们自己不会有进步，甚至还会影响其他同学的学习。但是对于那些学习成绩不太理想而又求上进的同学来说，参加互助学习组会使他们的学习成绩突飞猛进。可见，别人的帮助固然重要，但最终还是要靠自己的自觉与努力。那么作为你，不如加以"考察"，有针对性地帮助那些更愿意上进的同学，这样取得的效果会更好。

难道说，分数等于座位

上海市吴淞区智智：我们老师是按分数来排座位的。这次我考得不好，被排到了后面。我心里好难过，该怎么办呢？

心结"尘"解：首先，考试分数并不代表一切，它只能说明你在这张试卷中表现得如何。一个人还有许多能力是试卷无法测试的。比如和人交流的能力、动手能力等。老师按分数排座位是不科学的，因为每个人的高矮和视力不一样，怎么能按分数来排座位呢？你不妨大胆地跟老师谈谈对这件事情的想法，但一定要有礼貌。姐姐还要提醒你，在培养综合能力的同时，一定得注意，学习一刻也不能放松，千万别顾此失彼。祝你成功！

如果这也算巴结

湖南省新宁县先先：班里有几位同学看到我非常喜欢向老师请教问题，就说我巴结老师。现在，就算有些问题弄不明白，我也不敢轻易去问老师了。

心结"尘"解：学生对老师，只有"尊敬、爱戴"之情，而无"巴结"一说。况且向老师请教问题，这是一个学生最正常、最基本的"角色行为"，若这也算"巴结"，那我看这种"巴结"并没有什么不好。呵呵，你还是反过来劝劝那些爱说风凉话的同学，赶紧也去"巴结"一下老师，这样，他们也能获得更多的知识，呵呵。

看本漫画就不正经了吗

mei■■■■xue@sina.com：姐姐，我收集了一本漫画集，一有空就拿出来看，也借给同学看。有同学却说我不正经。

心结"尘"解：只要不影响学习和他人，喜欢看漫画集不是坏事呀，它可调节我们紧张的学习生活，使我们增添很多的"幽默细胞"，呵呵。我们的生活充满欢声笑语，是多么好呀。再说，你将心爱的物品借给同学看，说明你不是个小气的孩子。所以，同学说你"不正经"的话你完全可以不去在乎，大方地当它是一个笑话好了。还有，说不定当你把漫画集借给他看时，他同样还会跟着乐呢！

我怎么变得不守诺言了

heye■■■■zh@163.com：姐姐，近来我发现自己不守诺言，可是总改不好。这样下去，我的朋友会不会一个个离我而去呀？

心结"尘"解：你的担忧不无道理。可是，既然想到了自己的毛病所在，为什么还是改不掉呢？姐姐想，最根本的原因还是你自制力不够，考虑问题太随意。下次，你可以试试，在与人有约前，先想想自己有时间和能力做到吗？如果明显没有把握，那就不要答应，否则你很有可能会失信于人。如果有一点把握，那就尽可能将它当作自己的事情去试试。只要你真诚地去试了，就算没办到，人家也不会怪你。但是如果你明显能做到的事，并且答应了人家，却总是不给人一个圆满的结果，那就很不好了。对了，还记得2004年9月你一进初中第一次看的《初中生》吗？里面的《与诚信共舞》就是专门同大家探讨怎样实践诺言，做一个讲诚信的人。姐姐希望你找来重新读几遍，真正悟懂其中的深刻含意。

伯母，谁爱偷你钱了

湖南省平江县群群：爸妈外出打工去了，伯母怪我偷了她的钱，逼着我还，任我怎么解释也没用。可是我根本就没偷啊，凭什么还她呢？我现在除了哭，就是不说话，上课老走神，成绩由全班第二名降到了第三十八名。

心结"尘"解：先别哭，好吗？知道法庭断案时通常有"举证"一说吗？就是控方必须出具有效证据，以证明被控方有罪。现在，你也好像站在了"被告"席上，那么，你的伯母就得有足够的证据来确认你偷了她的钱这一事实。如果伯母拿不出证据，而依然认定你拿了她的钱的话，你完全可以对此置之不理，就当是她的一句妄言好了。但作为晚辈，你可以礼貌地向她了解清楚，钱是何时何地丢的，当时情况怎样，尽力争取帮助她找回丢失的钱。当然，如果事情最终仍然没有结果，那就请你千万不要耿耿于怀，要学着去做一个胸怀坦荡的人。记住一句古话："不做亏心事，不怕鬼敲门。"

新老师你伤害了我

湖南省邵东县芹芹：进入初二以来，新老师对我不闻不问，我的成绩直线下降。后来，我开始冷言冷语对待那些受老师宠爱的同学。我知道这样不好，可我无法改变自己。

心结"尘"解：很多人想成为万众瞩目的明星，但并非每个有此愿望的人都能如愿以偿。每个人都渴望被关注、被关爱，作为学生来说，总希望自己被老师和同学所喜爱，但由于这样那样的原因，总有同学被遗忘在不引人注目的角落里。怎么办？这首先要求我们保持一颗平常心。当不成明星的人照样要好好地工作、学习。那么被遗忘的人呢，也要更加努力学习才是，取得好成绩自然更具说服力。再说，关爱是特别需要互动的事。只有你主动去关爱他人，他人才更愿意这样对你。

爱文具盒有错吗

mo■■■■■392@126.com：我觉得自己的文具盒没有人家的漂亮，很想换一个新的，但是父母不给换。难道我错了吗？

心结"尘"解：爱美之心，人皆有之，对美的追求原本无可厚非。但是当我们把对美的追求变成一种攀比时，就失去了它原来的纯净。你的想法看来都是虚荣心惹的祸。其实，聪明的我们完全可以将虚荣心变成一种健康向上的追求。比如可以在学习、文娱爱好等方面与同学你追我赶，只要努力，我们总会有某种东西比别人更出色。另外，我们从小要学会勤俭节约，要知道父母的钱是来之不易的。父母可能更看重文具盒的实用性，还能用就扔了不是挺浪费吗？所以，他们不给你换是很有道理的。当然，如果你一定要实现自己的愿望，那就把平时的零花钱积攒下来给自己买一个。这不是更有意义吗？

小气，有什么了不起

甘肃省康县小季：有一次考试，我的好朋友请我告诉她答案，我没有答应，她当时说了声"小气"就不再理我了。我想找回当初和她在一起的感觉，可她总是说："有什么了不起的。"然后就走开了。姐姐，难道我真的错了吗？

心结"尘"解：错的不是你。做人，就应该做一个诚实的、真实的人。弄虚作假，只能骗人一时，由于没有学好真正的知识，经不起事实的检验，到头来只会是害了自己。如果我是那位同学，不但不会怪你，还应该感谢你才对。虽然表面上看来，是你这一次没有帮她。但是要想到，正是因为你这一次阻止了她，才让她不至于在错误的路上越走越远。这样，对她以后的人生道路也是有帮助的。所以你不用担心，姐姐相信过一段时间她想明白以后，会与你和好如初的。

你，不要恶毒地缠着我

ttg■■■■xa@126.com：姐姐，最近班里有一个同学总是恶毒地缠着我不放。这样一来，我本来不错的成绩下降了许多。我该怎么办？

心结"尘"解：因为别人的错误而惩罚你自己，弄得自己的成绩下降，真是划不来。知道吗？你的怯懦和逃避只能让别人的"恶"意增长得更快。所以，同学如果不怀好意地纠缠你时，拿出你的勇气来，义正词严地大声对他说"不"！作为初中生，我们要学会一些必要的防范措施，提高自身对坏人坏事的抵抗能力。必要时，千万别忘了老师和家长永远是你坚强的保护神，请他们来帮助你。祝你自信起来！

在校如猫，在家如鼠

甘肃省兰州市小陈：我在学校里胆子很大，可在家里却很胆小。有一次我将同学的一本书拿回家，想问问爸妈的意见，然后买一本。可我最终还是没敢给他们看。

心结"尘"解：有时，环境可以塑造一个人的性格，同样也能改变一个人的性格。你在家胆子小，可能是因为平时爸爸妈妈对你要求比较严格，沟通也较少；或者还受到别的原因比如家里经常"发生战争"等的影响，从而形成胆小、怕事的性格。但在学校，因为老师很亲切，同学们年龄也都差不多，交流起来没有障碍，所以让你恢复了性格中原本活跃的一面，并尽情地发挥出来，显得"胆子很大"。这些都很正常。作为家庭中的一员，你以后在家里要"命令"自己主动与爸爸妈妈交流，多参与家里事情的讨论。有一天，你会发现，你也可以在家里谈笑风生了。

风一样的"男人婆"

湖南省安化县禄禄：我是一个性格外向的女孩，留着一头短发。可是有位同学几次三番地当面说我"男人婆""谈恋爱""风骚"之类的闲话，简直让我忍无可忍。

心结"尘"解：性格外向的人不计其数，只要心是纯洁的，并无越轨、过激与伤害他人的行为，你就是对的。阿拉伯有一句谚语："第一次人欺侮我，人可耻；第二次人欺侮我，我可耻。"凭空猜测、无端编派他人的不是，是一种侵犯他人正当权益的行为。通常，做出这种行为的人必定拥有一颗狭隘的心。对这种人，该说"不"的时候就说"不"，将道理与他一一讲出来，一般情况下是会起到积极作用的。如果碰上实在太爱胡搅蛮缠、总是不通情理的人，那就有必要告诉老师与家长了。总有让他收敛的办法的。祝你快乐！

在校乖乖，在家霸蛮

Sala■■■■■ac@sina.com：我在学校跟同学们相处得很好，他们都说我是乖乖女，但是在家里经常为一点小事和爸妈发脾气。姐姐，你能告诉我这是为什么吗？

心结"尘"解：你和同学们能融洽相处，说明你性格温顺，善于处理朋友关系，这是非常好的一面。而父母，他们是我们最亲的人，是我们可以真正毫无顾忌地释放情感的人，我们对他们可以像对自己一样随便。虽然我们有时候遇到不顺心的事会冲他们撒娇、发脾气，但他们不会放在心上，因为他们心里懂得，我们其实在心底是那么爱他们，就像他们爱我们一样。那么，既然我们彼此之间拥有如此浓浓的爱，为什么不可以成为最知己的朋友呢？为什么不能有话好好说，非得要发脾气不可？你每次发了脾气，事后还是有些后悔吧？你想想，父母每天工作多么辛苦，如果你抛掉自己的小脾气，主动去关心他们，哪怕为他们做一点小事情，他们心里不知道会觉得多么温暖呢。

🦋 为回个礼影响到升学 🦋

*湖南省长沙县小怀：*姐姐，进入初中前，因为小学毕业，大家都互赠礼物，我有一阵就顾着考虑怎么回礼，弄得升学考试一团糟。你说那样是不是很不好？

*心结"尘"解：*来而不往，非礼也。不过我觉得这句话要在适当的时间和场合来应用才好。同学们互赠礼品一则可以加深彼此间的感情，二则小学也确是一段值得纪念的人生，若干年后看到这些珍贵的纪念品该会有多少感慨。但是小学临毕业前的那段日子正是学习最紧张、最需要冲刺的时候，如果不好好地处理学习与送礼的关系，因为整天考虑着怎样去送礼、还礼而分散注意力，影响到学习，这样就不好了，你不是已经领会到了它的害处吗？以后我们做任何事的时候都要分析它的利与弊，得与失，真正意义是什么，学会有条不紊地处理它们。

🦋 什么都不好的朋友要绝交吗 🦋

*海南省万宁市杨柳：*我觉得和一些正直、诚实、守信、有学问的朋友在一起，确实受益匪浅。可我还有一个朋友，她什么都不好，我是否要与她绝交呢？

*心结"尘"解：*我国古代教育家孔子认为："益者三友，友直、友谅、友多闻。"你从很多朋友的身上也证实了这一点。但是你想过没有，你同样也可以做别人"直、谅、多闻"的朋友，对别人有所益啊！你那位朋友"什么都不好"，更需要你的关心和帮助。这虽然要花去你一定的时间，但能以你正直的言行影响别人，是多么可钦可佩啊！你完全可以以身作则，及时指出她的不足并督促她改正缺点，做一个同你和其他朋友一样优秀的人。还犹豫什么呢？

哪能好事全让你占尽

湖南省平江县香香：姐姐，我和一个女孩是很好的朋友，平时我们几乎形影不离。我的成绩比她的好，可是，她比我长得漂亮，有时候我还真是心里酸酸的。

心结"尘"解：上帝真是公平，你看，你虽然没有你的同学漂亮，可是你的成绩比她的好！你已经有超越她的地方了，应该有足够的自信才对嘛。你说，哪能好事全让你一个人占尽呢？如果能这样的话，世上就没有"人不可能十全十美"这样的说法了。你说是不是这样啊？呵呵。

喂，别打了，很疼的

重庆市北碚区志栋：姐姐，我有个同学最近学习柔道，动不动就在我身上来一拳或一脚，打得还真痛。但他只是开玩笑，并不是有意的，我要怎么提醒他别这样做呢？

心结"尘"解：很简单，你马上去学习拳击，也动不动就狠狠地给他一拳或一脚。让他知道，原来拳脚还是能打痛人的，下次就不会再这样对你了——呵呵，开玩笑啦。其实你大大方方地和他说明，要他注意一下就行了，因为他原本就是开玩笑的，听了你的话，他一定也不会生气的。

一首歌嘛，教了就教了

湖南省新宁县瑶瑶：我挺喜欢唱歌，但不是文娱委员。有一次上音乐课，老师要求我教大伙唱首歌，我就大胆地教了。可是后来有人说我"越权"，文娱委员也经常斜着眼看我。

心结"尘"解：这不存在"越权"的问题。一来是因为老师信任你才安排你教的；二来呢，因为你的优秀更能带动并促使整个班级歌唱水平的提高，这不是帮了文娱委员的忙吗？但既然同学们有这种想法，你就要主动地与他们沟通，尽可能消除他们对你的误会。特别是跟文娱委员，你可以多向她请教一些音乐方面的知识，同时也将自己所懂得的与她交流。虚心而诚恳的人一般是不会被人拒绝的，相信同学们也会明白这个道理。

为什么借，又为什么不借

Sun■■■■■dm@sohu.com：班上有个同学借了我的东西老是不还，我又不好意思向他要。于是，他上次再找我借东西时，我没肯。结果他对别人说我小气，再也不理我了。我该怎么办呢？

心结"尘"解：同学之间相互帮助，是一件非常好的事情。但往往由于这样那样的原因，做好事情也有可能没有好的结果。我想，最重要的是我们都要有一颗宽容的心。你的这位同学平时借了你的东西不还或许也是有原因的，可能是他比较粗心，忘记归还给你，或者连东西是谁借给他的都忘了。如果是这些原因，你可以提醒他用完后归还给你，你的提醒实际上是对他的尊重，他应该不会找借口拒绝。当然也不排除他想将你的东西据为己有的可能。如果是这样，既然是借给他的，你完全可以理直气壮地找他要回。至于他在你不借东西给他时生你的气，想来他已经习惯了你的好，仿佛你的好原本就是情理之中的事，倘若有一次不好，他便觉得问题相当严重，无形中会对你产生抵触情绪。如果我是那位同学，别人忽然对我不好，必定是有原因的。这时，我会多想想别人对我的好，而忽略别人偶尔的一次不周到，同时多检点自己的对与错，尽力处理得好一些。这样互相设身处地地多想想，你们就会很自然地言归于好啦！

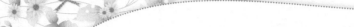

她们幸灾乐祸，不关你的事

湖南省长沙市小勤：班上有两位同学成绩比我差。看到我考试失败或做错事时，她们就会幸灾乐祸。这已经严重影响到我的学习。

心结"尘"解：你的同学因为成绩不如你而心怀忌妒，所以才会那样对你。你若因此而受到影响，她们不是更高兴吗？所以，你最可取的办法是对她们的幸灾乐祸视而不见，好好学习，将成绩保持在最佳水平。同时，一个人要有一颗宽容的心。无论在学习或其他方面，只要你真心地去帮助她们，感化她们，相信她们同样会用心地对待你。万一在你所有的努力过后，她们依然如此，那么，就让她们继续无聊下去吧，她们幸灾乐祸不关你的事，受害的只能是她们自己——因为她们变得愈来愈小心眼儿。

不要害怕承担责任

江苏省南通市艳艳：有个同学以前和我无话不说，最近因为一件小事我没注意，她就对我守口如瓶，搞得我心里七上八下的。想想我其实并没有做错什么，觉得她真是太小气了点儿。不过，我很不想失去这份友情，要怎么做才能重新取得她的信任？

心结"尘"解：也许你是个有些粗心的人。有些事情虽然微不足道，极易被粗心的你忽略，可是不是所有的人都和你一样粗枝大叶，有的人就会因为这件事情而在心里打上一个结，一时半会儿就是解不开，情况严重时，心思狭隘的他甚至把你曾经对他的好全部忽略不计，单单在这样的小事上斤斤计较。碰上这样的情况，真诚和宽容是打开彼此心灵最好的钥匙。不要害怕承担责任，你可以大度一点儿，就上次那件小事向她赔个不是，向她表达你珍惜这份友情的愿望。试试看，相信她不会对你仍然心存芥蒂，会跟你和好如初的。

一考试就紧张

湖南省洞口县小琼：平时，老师布置的作业我都会做，可是一进考场，我的心就会"怦怦"地跳个不停，非常害怕，所以，我总是考不好。姐姐，这该如何是好呢？

心结"尘"解：这种现象称为"怯场"，很多学生都有这种心理。心理学上称为境遇性焦虑障碍，它是指在考场上或其他场合因情绪过度紧张而使实际水平得不到正常发挥的一种现象。造成怯场的原因有很多，你首先应该弄清楚，是平日所学不扎实而心虚，或是害怕试题太难而考不好，还是担心万一失利而受家长责骂，或者是其他原因？原因弄清楚后，就不难对"症"下"药"了。你平时的作业都做得好，主要是因为心态放松，心里没有压力。那么考试时也完全可以这样想：这不过是一次平常的练习而已。这样，心情会很快平静、冷静下来。如此一来，你的水平自然就会正常发挥了。

想跟陌生人说话

陕西省高陵县明月：我最近转学了，和爸爸妈妈搬到了远离城市的乡村。我不懂这个地方的方言，全班就我一个人说普通话。我觉得好孤独。

心结"尘"解：忽然换到一个新的环境生活，感到"孤独"是在所难免的，因为身边一下子全是陌生的人和事。但是，我们不能选择逃避，那就得尽可能将自己融入到新环境中去，以各种方式去和老师同学交流，比如和同学们一起进行各种运动，参与或组织一些知识竞赛或演讲活动，等等。就拿语言来说吧，我觉得只有你一个人说普通话并不要紧，你不妨学习一下当地的方言，多学一门语言总是好的。还有，我们不是提倡说普通话吗？你也可以请同学们用普通话跟你交流呀。交流的时候，你要注意表现出足够的真诚，帮他们校正音准。这样既便于你们之间的沟通，也有助于同学们普通话水平的提高。说不定当同学们意识到这些后，会主动用普通话跟你交流呢。这样下去，你还担心自己会孤独吗？

父母逼我离开小伙伴

湖南省茶陵县思宇：因为爸爸妈妈都在浙江省工作，他们说要把我带到那儿去读书。我舍不得离开我的同学，不想去，但又无法违背父母的意愿。姐姐，我该怎么办呢？

心结"尘"解：作为初一学生，你还不完全具备独立生活和自我约束的能力，所以有爸爸妈妈在身边，对你读书、成长会有好处。再说，换一个新环境，你可以结识更多的新朋友，还会开阔眼界、增长见识。至于原来的同学，离开他们后，你仍然可以和他们进行心与心的交流，比如写信、打电话、发电子邮件等，都能延续和增进你们之间的友谊。请记住，真正的友谊是不会因距离变长而消失的。

如何开导"林妹妹"

陕西省西安市欣怡：我有一个原本开朗活泼的朋友，最近她却变得沉默了许多，像林妹妹一样多愁善感。看到落花残叶时，还会伤心得掉眼泪。我要如何开导她呢？

心结"尘"解：你朋友肯定是有心事了。一个人如果总是将心事闷在心里，看月多云，看雨多泪，不多愁才怪。心病还靠心药医，所以首先必须弄清原因，对症下药。况且，作为她的朋友，大家已经习惯了她的笑容，当她忽然变得多愁善感时，便感觉她变了一个人似的。所以，你不妨幽默一点，跟她说，希望她丢掉烦恼，"变"回原来的自己，因为，大家都不希望一个好朋友忽然"消失"得无影无踪！

严管好友非无情

湖南省衡阳县小许：我的几个好朋友上课有爱递纸条的习惯，也喜欢讲话。如果我不理会她们的话，是不是显得我太无情呢？

心结"尘"解：你的好朋友的这种习惯是不好的。这既是对老师的不尊重，也会影响其他同学的学习。作为她们的好朋友，你要伸出援助之手，帮助她们改正缺点，而不能摆出一副"事不关己，高高挂起"的姿态；倘若因此而瞧不起她们，对她们嗤之以鼻，则更不行。当然，你在帮助她们时要讲究方式，简单粗暴往往不会有好的效果，甚至极易伤害你们之间的友情。你最好以同学或朋友之间平等的身份，除对她们晓之以理外，更要以身作则，用实际行动感化她们，从而进一步加深你们之间的友谊。另外，这对你们班好风气的形成也会起到一定的促进作用。

错的是"冷暴力"的他们

湖南省安乡县小令：可能因为我性格内向，不太与别人交谈的缘故吧，有位老师见了我就是一脸鄙夷的神情。其实，我在班上的成绩虽不是最好，但也是前十几名，也并没做过什么见不得人的事，这一点我问心无愧。还有一些同学也是这样对我，甚至有人说："看到她就不舒服。"这使得我的自尊心受到严重的挫伤，现在连学习都不认真了，真想转班或退学算了。真不明白，我究竟做错了什么？

心结"尘"解：确实，生活中有时是存在着这种现象的。你明明不丑也不赖，可人家就是看你不顺眼；你明明努力了，可人家就是不屑一顾；你做得再出色，在人家眼里也不过是一文不值。碰到这些现象，到底该怎么办呢？首先，要从自己身上多找原因。你不是说你性格比较内向吗？为什么不试着走出自我，多与别人沟通一下呢？感情是需要沟通的，相互理解、相互尊重才是最重要的。其次，不要太敏感了，要多站在别人的角度考虑，比如想一想：别人见了我时脸色不好，是不是有什么不开心的事，或者病了？他那样做并不一定是针对你的呀。至于同学说的话，你确认了是说你吗？也许只是与旁人开开玩笑，根本没有说你呢？我想，如果这些你都用心去做了，人家还是如此对你，那绝不是你的错，你要知道，不尊重他人的人，也不配得到他人的尊重。所以，也根本不值得你去为惯使"冷暴力"的他们患得患失的，你甚至可以从人格上鄙视他们！听话，开心起来！

✿ 怎样让自己不胆小 ✿

湖南省宁远县诗诗：我的胆子特别小，上课不敢举手回答问题，遇到难题不敢请教老师或同学，一被人提到名字脸就会变得火辣辣的。姐姐，我该怎样克服这种心理呢？

心结"尘"解：任何人的心理都有一个成长的过程，需要在实践中加以磨炼，才能一天天成熟起来。孔子说："不耻下问。"勤学好问并不是见不得人的事，应该积极地要求自己去做。一般来说，只要你肯回答或提出问题，不管结果怎样，老师和同学都是不会责怪你的。其次，别人提起你，说明他们在关注你，愿意与你交流。你应该积极地做出回应，不要将自己封闭在狭小的天地中。打开心窗，走出去吧，有意识地将思想放开，多多锻炼。不知不觉中，你会发现，你早已变得落落大方，再也不是原先那个胆小如鼠的小女孩了。

✿ 孤独的孩子伤不起 ✿

湖南省蓝山县小珊：最近我表姐在来信中说，她在班上特别孤独，很多同学不喜欢她，也不跟她玩。她问我应该怎么办。我想不出，姐姐告诉我好吗？

心结"尘"解：送你姐姐4个字"走出孤独"。大胆点儿，主动与同学们接触，尽最大努力融入到他们中间去，慢慢地，同学们就会接受她的。另外，何必把心思都花到在意别人的看法等方面呢？专心读书，做好自己想做的事，其他的都是次要的了。

心说不在意，泪却肆意流

贵州省黎平县花花：姐姐，我自尊心特别强。只要有人说了伤我自尊心的话，虽然心里告诫自己千万别在意，可那不争气的泪水总是像断了线的珠子一样流个不停。

心结"尘"解：自尊心是一个人尊重自己的人格和荣誉、维护自己尊严心的自我情感体验。一个人如果没有一点自尊心或自尊心太强都不是好现象。没有一点自尊心，人就没有上进的动力；自尊心过强，便不能客观、正确地进行自我评价，就会苦恼、沮丧，甚至对生活失去信心。所以，我们要正确对待自尊心。只有宽容待人，不懈努力，极力弥补先天不足，实现人生目标，才是实现自尊心的积极态度。而那种暗中流泪、与世无争以期逃避飞短流长的方式，则是消极的态度。希望你能虚心听取别人的意见和建议，做个胸怀宽广、内心坚强的人。

不一定所有撒过的网都能网住鱼

湖南省耒阳市慧慧：请问姐姐，当与你交谈的人总是出口就伤你的时候，当你一个真心朋友也找不到的时候，当你给别人写信而收不到回信的时候……你会怎么办？

心结"尘"解：不一定所有撒过的网都能网住鱼，正如不一定所有的播种都有收获。重要的是心态要良好，凡事不要斤斤计较，患得患失是毫无益处的。与人为友，要以理解和信任为前提。收不到朋友的回信，总有他的原因，或许是因为忙，或许是别的原因。但说不定哪天他会一连给你来几封信，那你会不会很惊喜？也或许是你的信并未如期到达，他也正焦急地等待你的飞鸿，那你又有何感想？请将心态摆正，拥有一份平常心吧。

关键是在人格上高大起来

湖南省衡阳市阿吉：我在班上比较矮小，有些同学总是欺负我，我见了他们总像老鼠见了猫一样躲开。可我真的不想这样下去。姐姐，你说我该怎么办？

心结"尘"解：有人个子并不十分高大威猛，但照样成为杰出人物，比如邓小平，他的成就令世人瞩目；又比如篮球场这个"巨人国"里的一些"矮男人"，像阿伦·艾弗森和贾森·基德等，都以其独特的个人魅力而赢得众多球迷的关注。这是为什么呢？他们靠的就是尊严与自信。所以你现在要勇敢点儿，躲不是办法，关键是在人格上使自己高大起来。好好学习吧，使自己成为一个有内涵的人。当你的努力有所成效时，自然，大家就会对你刮目相看了。

被人煽动不"团结"

吉林省四平市小翠：我班有一女生A与另一女生B产生了矛盾，A便煽动全班女生不与B讲话。我也是被A煽动的一个。我不想这样做，但又怕A说我不"团结"。我该怎么办？

心结"尘"解：不管在A与B的争论过程中谁对谁错，但A后面的行为是非常错误的。每个人都有自由交友的权利，对于A这种不正当的方式你们完全有权利拒绝。更重要的是，大家同在一个班集体中，应该团结友好，和睦相处。如果因为某个人或某一部分人而闹得大家都不痛快，横眉对冷脸的，有什么意思呢？难道这样才是真正的"团结"吗？姐姐希望你能做一下A和B的工作，也希望她们都能够宽容一些，主动与对方和好，因为，雨后的天空会更美。

没勇气啊没勇气

广西壮族自治区贵港市小银：学校经常举行活动，我分明会做那些，可就是没勇气报名。这种毛病要怎样才能克服？

心结"尘"解：如果是我，我会先与自己的好朋友交流，好朋友一定会给予我鼓励。另外，要逼着自己去尝试。刚开始的时候，我只选报自己最擅长的那项活动，这样就能慢慢地树立自信心。重在参与嘛。美国总统布什如果不参加竞选，历届美国总统的名单上就不会出现他的名字了。

一年能赚几十万，是真的吗

四川省成都市丹尼：姐姐，我经常在网上看到一些消息，比如说一年可以赚几十万，难道真有这样的事？

心结"尘"解：首先不排除这种可能性，但是要看在什么情况下发生这样的事情。比如对很多大型企业或个体业主来说，因为经营有道，是有可能获得这样的经济效益的。我从来不认为有天上掉馅饼的事儿。像有些宣扬投机取巧的广告，多半是夸大其词，甚至有的是他们设下的一些骗局，利用人们发财心切的心理来骗取大家的信任，去投资经营广告中所推介的项目。事实上，往往不可能达到广告中所宣扬的效果。因此，这样的广告也就是不可信的。最后，姐姐还要强调一点，作为一名学生，让自己知识面广一点儿无可厚非，但我看还是要以学业为主，不必要太关注学习外特别是网络上的一些无据可依的资讯。

让自己可爱而又可敬

　　美国的歌唱家伊莲·佩姬在沙特阿拉伯举行的个人演唱会，是一次让她终生难忘的演出。演唱会上，当乐队指挥者指挥交响乐团将过门曲演奏到只剩八小节时，伊莲·佩姬这才发现，自己无论如何也想不起来第一句歌词的内容。久经"沙场"的她暗暗对自己说，不要紧，我能想到的，我一定能行。可是，当过门曲演奏到只剩四小节、两小节时，她还是没有想起来。过门曲的最后一个音符演奏完毕，轮到伊莲·佩姬演唱时，尽管一直不间断地鼓励自己，她却仍然不能想起遗忘了的歌词。

　　这时，观众和乐队成员都发现了伊莲·佩姬的反常状态，现场出现了一段短暂的空白。就在千钧一发之际，只见伊莲·佩姬面带微笑地大声对观众说："对不起，我忘了歌词，让我们再来一遍。"然后走到乐队指挥跟前，请他原谅，同时真诚地向他请教。

　　过门曲再次响起。全场观众不但没有一个人喝倒彩，反而爆发出雷鸣般的掌声，表达他们发自内心的敬意。因为他们看到，原来作为名人的伊莲·佩姬也会忘词，这是她真实可爱的一面。同时，她处变不惊，不做作，不矫情，而是真诚地说出自己的错误，请求观众的原谅，这一点使她显得尤为可敬。

　　一个真实而又真诚的人，定然会因为真实而可爱，因为真诚而可敬。

你可以退一步

我常常工作至午夜，然后下楼，步行20分钟后回家。

我下楼时楼道里总是一片漆黑，因为习惯了在黑暗中行走，我便不去开楼梯间的灯。楼梯间有一些小窗，透进微弱的光。当我正好对着光下楼时，倒是比较顺利，因为人向着光明走去，心里踏实，判断也准确。而当背向光下楼时，便感到格外吃力，因为向着黑暗前行，脚下不知深浅，心里便会发慌，判断也会失之偏颇。每到这种时候，我便会背过身来，让自己的脸部仍然朝着光的方向，双脚一步一步往后退。这样，我会走得很安稳，很扎实，很快便从四楼下到一楼。我的下楼方式是实践"以退为进"的最简单而行之有效的方式。

见过农民插秧吗？他们一步一步往后退去，手却不停地插下绿色，插下希望。是他们的"退"成全了禾苗的"进"——倒退着插秧，虽然是退步，实则是向前。

有些时候，退让并不是消极，反而是一种积极的进取。我们与人相处时，倘若斤斤计较，执意争执，最终能成就什么？我们在前进的途中，有必要在恰当的时机暂停一下，认真、科学地修正过去，规划未来。智慧的人会明白，后退往往含有积极、进步与开拓的一面。它往往会将危机化转成良机。

信我，还是信他？

一个多漂亮的MP3！

可是现在谁也弄不明白，MP3的主人到底是谁——它委屈地躺在校长的办公桌上。

男生说，这是他父亲才给他买的生日礼物；女生说，这分明是她小姨前几天去韩国旅游时给她带回的原装货。

沉默良久，校长拿起MP3，戴上耳机，闭上眼，听起了周杰伦的《双截棍》。

男生、女生被校长反常的样子震慑，谁也不敢说话，更不敢动。

差不多3分钟过去，一首歌接近尾声。

睁开眼，校长看着MP3，眼神中满是研究的意味。

校长终于开口："MP3，现在，我说你是我的。那么，告诉我，你，信我，还是信谁？"

这话让男生和女生深感震惊，对望一眼后，一个望向窗外，不敢正视另一个；另一个低头看着自己的脚尖，不敢正视校长。

校长扫了两人一眼，把MP3往两人中间递过去，说了一个字："给！"

两人都迟疑起来，不知道该不该伸手去接。因为校长这个动作让人感觉太模棱两可了，闹不准他究竟是想给谁。

时间似乎停顿了。突然，两只手几乎同时伸向MP3，速度稍快、骨胳粗壮的手握住了校长手中露出的半截MP3，速度稍慢、骨胳细小的手只握住了校长拿着

MP3的手背。

　　僵持不下。

　　足足半分钟后，校长说："好了，不用争了。给！"

　　这一回，校长的话有了明确的目标指向——MP3被他递到了女生跟前。

　　男孩痛苦地扭过头。女孩哭了，却不接MP3。

　　校长转而将MP3递给男生，男生终于露出了笑容，接过MP3，转身离去。

　　校长轻拍女生的肩膀，说："你的迟疑会让你重获信心的。记住，很多时候我们人类弄不明白的事情，这些事物却心知肚明。至少它们知道，可信的是谁。"

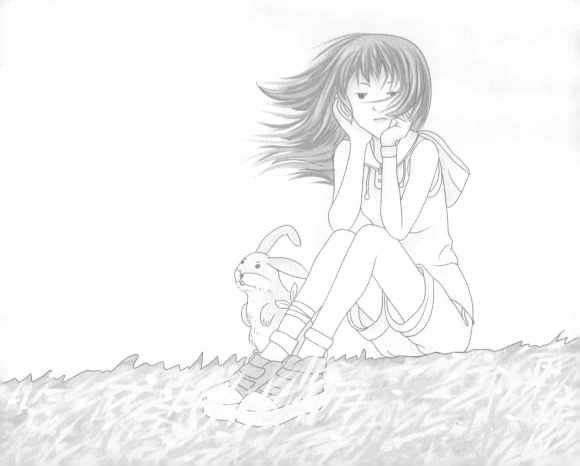

打造一个"完美假期"

　　暑假是同学们的快乐时光，也是同学们了解社会、体验人生的成长期。有很多同学都瞅准了这一黄金时段，打算过一个快乐的暑假。然而，父母和老师对同学们这个"黄金时段"却有着许多约束，矛盾也由此产生。

心结"尘"解

　　四川省成都市小轶：我马上就要挥手告别高二生活，进入紧张的高三学习了。我多么希望这个暑假能让我自己来安排，也让我趁此机会彻底地放松一下，然后以一个更好的心情来迎接那场即将到来的高考大挑战。最好是每天都能睡懒觉，还可以经常玩玩游戏。可是，看着老师和父母期待的眼神，我所有美好的设想就都成了泡影。我知道，这个暑假等待我的，不是学校的补课，就是父母"轰炸式"地请家教给我补习。唉，一想起可能有的这些遭遇，我就提前紧张起来。姐姐，我觉得自己好惨啊！

　　尘衣姐姐：我想，很多同学都有这样美好的愿望，想趁着这个暑假从厚厚的书本中爬出来，呼吸一点新鲜空气，让自己轻轻松松地过一个"完美假期"。但是正如你所说的，希望"以一个更好的心情来迎接那场即将到来的高考大挑战"。那么我想，快乐的暑假自然要与紧张的学习结合起来了。如果你一味地沉湎于玩耍当中，那就很难从玩耍的惬意中回过神来再投入紧张的高三学习了，甚至会忘记以前所学的知识而造成知识脱节。所以，只要"玩耍"不要"学习"的度假方式，并不是"完美假期"的最佳选择。我想，这一点你一定明白。对于马上就要进入高三学习的你来说，选择一些比较悠闲的放松方式，比如听音乐、跟同学郊游等，是非常合适的。当然，学习也不能完全放开。你应该提前对自己暑假的学习和生活做一个比较适当的安排，这样，你的父母就不会采用那种"轰炸式"的强制性方法来让你投入学习了。

湖南省长沙市学生：在爸爸妈妈的影响下，我从小就爱旅游。以前总是跟着爸爸妈妈一起外出，或者参加夏令营。那种感觉虽然很快乐，但总觉得缺少了点什么。现在，我是一个高中生了，我应该可以独立了。随着暑假的日益临近，我有个愿望越来越强烈，那就是我想一个人出去走走。想象着一个人自由地行走在天地间，名山大川，自然万物全在脚底，那是多么惬意啊。可是前两天，我跟爸爸妈妈说起这个想法时，他们竟异口同声地反对我。特别是妈妈，她瞪大眼睛说："真是，你莫吓我，你一个人出去不被人卖了才怪呢。"唉，姐姐你看，爸爸妈妈这样的态度，是不是太过分了？可我又不能自己偷偷地跑出去，因为我现在外出旅游还得靠他们"赞助"呀！

主农姐姐：跟爸爸妈妈一起外出旅游或参加夏令营，在爸妈眼里都是安全系数比较高的，这样不仅开阔了你的视野，也让你的心情得到了放松。不过，姐姐也能理解你的想法，有爸妈带着，或有夏令营团队的管理，所有旅途中的衣食住行全由他们张罗着，感觉是有点缺少独立性。但你要知道，这样的旅游方式才能使你没有后顾之忧，你才可以放心地游玩，并且收获一些东西。现在，你希望独自一人出游，享受一下可能会带来一些刺激性的快乐。站在你的角度来说，这个想法当然无可厚非。因为这样可以培养你的独立生活和适应环境的能力。但父母的担心又绝不是多余的，你第一次离开他们出行，各种预想不到的意外随时有可能发生，你也可能受到这样那样的挫折。解决问题的方法是，你要找爸妈好好谈一下，并且对自己想要进行的旅行做一个比较全面而周到的安排，让他们放心。只有这样，他们才可能给你放行。至于想偷偷跑出去玩，那是最不可取的方法，不仅会让人觉得你特别鲁莽，还会让爸妈担惊受怕。

上海市士杰：我最痛恨电视和报刊上那些铺天盖地的辅导班招生广告。有了它们，我的假期又不能好好地度过了。现在，我都有些怕放长假了。因为每到这个时候，爸妈就给我安排了各种各样的特长班去学习。有时候，我一天要到两三个辅导班去上课，学了小提琴又要学画画，学了英语又要去学奥数。我真是讨厌这种生活，我觉得自己完全是个任人摆布的洋娃娃，一点儿自主权也没有。而且到现在为止，辅导班我上了不少，可我并不觉得自己就有什么特长了。面对即将来临的两个月暑假，我真有点手足无措。

尘衣姐姐：你的来信中充满了焦虑和不满。说实话，姐姐几乎都无法想象你的暑假到底有多忙碌。首先，爸妈给你安排了许多特长班，他们的出发点都是好的，他们希望你能有一个更全面的发展。可他们在一定程度上忽视了你的承受能力，他们没想到这样做是给你增加了巨大的压力。因此，你可以好好跟爸妈谈谈你的感受。然后，可以根据你自己的兴趣爱好来适当地选择一些特长辅导班，在暑假期间给自己充充电。同时，你不要总想着去这些特长班学习似乎是在完成爸妈交给你的任务。其实，只要你真正投入其中了，你就一定会有所收获。

尘衣出招

按照人身心发展的特点，人体在经过较长一段时间的学习或劳动后，如果有一段假期，能让身心得以充分放松，并有足够的时间来接触与了解社会，这是很有必要的。就学生来说，一年中的寒假和暑假就是调节身心发展的绝佳时机，应该要好好加以利用。

假期是很重要的育人时段，家庭、学校和社会各界都必须高度重视，要让学生们在不完全放松学习的前提下，适当地进行一些体育锻炼和兴趣培养等活动。而作为学生来说，更应该充分利用好这样的"黄金时段"，主动积极地多参加一切有益的活动，培养自己认识社会、适应社会的能力。一边快乐地玩，一边让自己更加成熟起来。这样，才能让假期真正成为"完美假期"。

链接——域外学生假期一瞥

韩国：学生通常可以参加一些由学校组织的活动，如旅游、爬山等。学校通过组织这样一些活动来培养学生的"团队精神"。

日本：假期中的日本学生不能睡懒觉，他们每天必须早起做早操，然后还要参加各种体育活动。强身健体似乎是日本学生假期中的首要任务。

美国：美国学生们的假期生活是丰富多彩的。他们一般会开展一些集多种科技游戏与休闲娱乐于一体的活动。比如请科学家举办科普讲座，或在实验室进行动手型的研究活动，甚至搞一些富有挑战性的户外活动等。

心理测试——测测你的自主性

1. 马上要放暑假了，你觉得：

A. 可以快快乐乐地度过　　B. 随意过　　C. 假期对我来说，不过也罢

2. 在假期中，你愿意：

A. 自己单独安排活动　　B. 不确定　　C. 和别人一起策划活动

3. 在接受困难任务时，你总是：

A. 有独立完成的信心　　B. 不确定　　C. 希望在别人的帮助和指导下进行

4. 你希望利用假期把自己的房间设计成什么样？

A. 能进行活动和娱乐的个人世界　　B. 能与同学进行交往活动的空间

C. 介于两者之间

5. 你解决问题，多借助于：

A. 个人独立思考　　B. 和别人展开讨论　　C. 两者之间

6. 你希望在假期中和异性朋友的交往：

A. 多一些无妨　　B. 还是不要吧　　C. 介于两者之间

7. 在暑期社团活动中，你是否愿意成为一个活跃的分子？

A. 是　　B. 否　　C. 介于两者之间

8. 当人们指责你脾气比较古怪时，你：

A. 非常气恼　　B. 无所谓　　C. 有些生气

9. 在一个陌生的城市找一个陌生的地方，你一般：

A. 自己看市区地图　　B. 向人问路　　C. 两者之间

10. 你是否喜欢独立筹划暑假活动，而不愿受他人干涉？

A. 是　　B. 否　　C. 两者之间

11. 你希望假期中的学习多依赖于：

A. 阅读书刊　　B. 上辅导班　　C. 两者之间

12. 你觉得在假期中学习的比例占：

A. 50%　　B. 30%　　C. 最好不要学习

13. 在假期着装方面，你想选择什么样的风格？

A. 干净、整洁、舒服就行　　B. 随便，无所谓　　C. 找机会好好打扮

14. 如果你独自一人出游，会感到：

A. 不害怕，能随机应变　　B. 想办法让自己安全一点，一般不与陌生人说话　　C. 非常害怕

15. 如果你碰上一位初次见面便感到与其志趣相投的人，你会：

A. 毫无保留地敞开心扉　　B. 真诚相待，但有一定尺度　　C. 先与其周旋，待最终确定能成为真正的朋友时再倾心而谈也不迟

16. 这个暑假，你会不会给自己订个计划？

A. 一定会订　　B. 不用吧　　C. 可能会订

说明：在以上各题答案中，选择一个最适合你的答案。选A得3分，选B得2分，选C得1分。

分析：

40分以上：在一些事情上你通常能自己做主，能独立完成自己的工作，不依赖别人，也不受社会舆论的约束。同时，你无意控制和支配别人，不嫌弃人。

27~39分：你能够在一般性问题上自己做主，并能够独立完成一些工作。但对某些高难度的问题，你常常拿不定主意，需要他人的帮助。

26分及以下：你通常希望与别人一起工作，而不愿独自做事。你常常放弃个人主见，以取得别人的好感。你应该多培养自己的自主性。

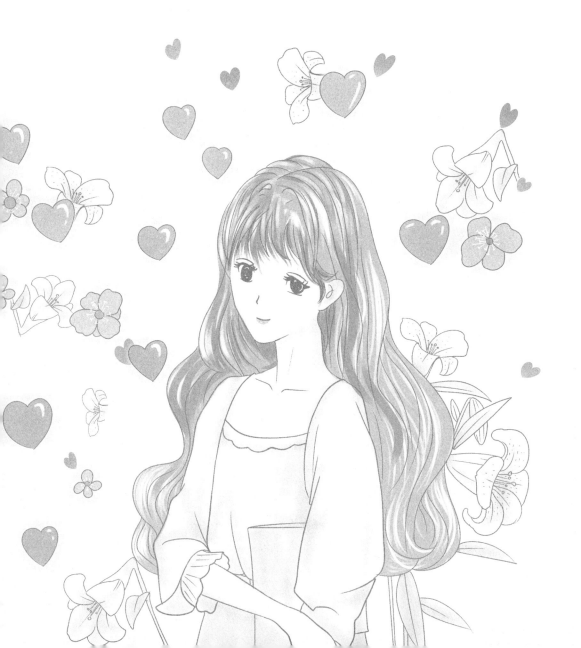

拒绝你送我的外号

因为我的双唇比较前凸，所以有些男同学便给我起了个外号"元谋人"。每当他们这样叫我时，我不愿去与他们争辩，独自忍受着他们鄙夷的眼光。但心里就像有一根针在扎，生痛生痛的。我真的很伤心，也很痛苦。虽然有时我也有些埋怨爸爸妈妈没将我生得十全十美，但我怎能责怪他们呢？一个人的长相是上天赐予的，谁也不能去埋怨。但是那些男同学，却深深地打击了我的自信心，我甚至变得仇恨起他们来。如果没有他们给我起的外号，我想我绝不会像现在这样自卑而满怀仇恨。我甚至考虑过转学，离开这所让我伤心的学校。可是，却一直没有机会。尘衣姐姐，我不要，不要他们这样对我！

这是广西壮族自治区贵港市的学生阿夏在给我的来信中哭诉的内容。她的悲伤，她的委屈，甚至她的愤怒，让我产生想拥抱她的感觉。是的，阿夏，先让我来拥抱你一下，温暖你受伤的心。

拥抱过后，你的心情应该平静一点了吧？那么，听我跟你说。

生活中常常会碰上这样的事情，不光是学生碰到，有时候，连老师都会被人取外号。外号又叫绰号，它是有别于我们的名字或小名的，一般不符合本人意愿，不受本人欢迎。我记得上初中时，我的班主任因为长得不帅而被一位嘴利的女同学取了个名叫"索师"。在我们本地方言中，"索"是"差劲"的意思。这外号乍一听，很像方言里的"锁匙"，即钥匙。有一次下课时，我们交谈，那位同学忽然脱口而出："'索师'真讨厌！"巧的是，正好老师从我们身边经过，大家因为谈论得热烈，居然没发觉。"什么？'锁匙'还讨厌？既然那么讨厌，那你用它开什么门呢？"我们先是听到这突如其来的声音，被吓得不行，都不敢言语，但老师那没头没脑的"误会"，又让我们忍不住哈哈大笑。老师被我们笑得莫名其妙，便追问我们笑什么，是不是他说错了，还是他脸上不干净或者牙上有菜叶。我们听了，越发笑得起劲。最后，还是那位女同学自己憋不住，一边笑，一边向老师认错。

我们都为她捏着一把汗时，老师却哈哈大笑起来，说："唉呀，小事一桩，小事一桩！好嘛，今后我就是你们的'锁匙'，希望能开启你们的心灵之锁！"一个绰号，就这样被老师幽默地泰然处之。后来，"锁匙"仍在叫，当面背后都会叫，但已经没有一点儿"索师"的意思了。

所以，我想告诉你，有时候碰上一些事情，决定这件事情好坏的关键还是我们的态度和处理技巧。比如你，遇上男同学那样对你，内心无动于衷当然是不可能的。那该怎么办？像你说的那样绝望、自卑？还是愤怒得想找个机会和他们大吵一架？我觉得那都不是最好的解决方法。你想，你就因为这个而自卑、绝望或者愤怒，而他们要的就是把你逗哭，逗得无计可施，这样他们才乐意呢。这不正中了他们的"计"吗？那多不痛快！不妨换个角度取景，也学学我那位老师，跟那些男同学幽默一把。你可以跟他们开玩笑地说："你们大概是不知道'元谋人'的来历吧？如果没有'元谋人'，你们还能在这里说三道四呀？一点也不尊敬长辈……"如果你幽默地对待他们，相信一般情况下，他们也肯使用一下他们的幽默细胞，和你说笑几句，就啥事也没了。还有，一件事情，你自己不当一回事时，别人自然也就觉得没趣了。所以，除了幽默，沉默也不失为一种好的对待方式。反正碰上他们那样叫你时，你要摆出一副对他们视而不见的高贵、典雅的模样，看他们还有辙没辙！还有一个方法，就是用你的真诚，去换取他们的友好。你可以直接而真诚地告诉他们："你们这样做，在你们看来可能觉得好玩，但是对我来说，是很大的伤害。这不是把你们的快乐建立在我的痛苦之上吗？这不是我想要的，因为和你们和睦相处，才是我最大的愿望啊！"一般话到这个份儿上，相信大家都会感到不好意思的，自然就会不再那样叫你了。最后，祝你越来越聪明，越来越开心！

亲爱的，若是可以

　　亲爱的，若是可以，你去做那一株吊兰。

　　你可曾看到，一株被人连根拔起，掐掉所有裸露在外的根须，仅仅几枚叶片勉强连在一起的吊兰，它是怎样地继续在另一小撮土壤里成活的？那微不足道的养分，还有水，全成了它救命的天物。它欢喜地经受谁也看不到的苦痛，它顽强地承续自己的生命，它精神中长出高贵的根须……它终于复活。

　　亲爱的，若是可以，你去做那一条蚯蚓。

　　你不是找了它来制作标本吗？你切开它的身子，把其中一半放在盐水里浸泡，另一半，被你随意地扔在地上。就是那一半啊，你为何没有在意，它早已经受命运的洗礼，又长成一条健硕而完整的蚯蚓了。你可曾想象，它的细胞怎样进行分裂，怎样神奇地做着魔术似的叠加游戏，将所有新生的细胞有机地组合，最后成为那一半新生肌体的模样？

　　亲爱的，若是可以，你去做那清晨的一颗露珠。

　　当阳光照临它身上，泛出耀目光彩的瞬间，它会随之壮丽地飘然而去呀！这是个多么庄严的过程！你感受到它甘为美丽赴汤蹈火的气概了吗？你闻到它身上那抹圣洁的芳香了吗？你听到它那扣人心弦的歌唱了吗？你用灵魂留住它那最后一道壮丽的辉煌了吗？

　　哦，亲爱的！若是可以，你亲自决定吧，将去做哪一样呢？

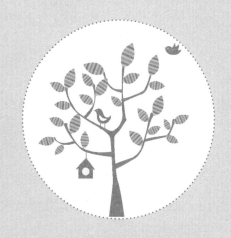

第四部分

"尘"爱无言
——美好因有爱来袭

践行公益　温暖人生

——湖南省直工委"践行社会主义核心价值观先进典型报告会"巡回宣讲宣讲稿

大家好！我是来自湖南教育报刊社《初中生》杂志的尘衣，是一名教育媒体人，一名工作之外，长期从事志愿活动的教育工作者。

今天，很荣幸，能在这儿跟大家分享三句话。

"我，就是谭星姐姐！"这是我要分享的第一句话。

2000年，我开始主持心灵安抚栏目《尘衣信亭》。2002年，主持《谭星信箱》。2005年，创建大型品牌公益活动"谭星姐姐见面会"，以"青春解读人"身份，与广大青少年面对面。"我，就是你们亲爱的谭星姐姐！"这句话，成为每一次见面会上，我的经典开场白。开门见山，亮出责任与担当——我用自己的方式，赢得了他们的信任与尊重。

一个星期天，我正加班，电话响了。一接通，便传来一声惊恐的哭喊："姐姐，快来救我！"不好！这孩子一定遇到急难了。放下手上的工作，我立即赶到步行街，见到了一脸狼狈的16岁少年。他从湘阴来，是离家出走，父母不知情。他绝望而悲伤。我没有责怪他，而是给了他一个大大的拥抱，帮他擦眼泪，带他吃午饭，陪他逛步行街……在这样的过程中，语重心长地对他加以耐心教育，最后，将他送上回湘阴的长途客车。

2006年，有网友要自杀，在博客上向我求救。我左劝右劝，他却忽然杳无音信。由于网络的隐蔽性，我找不到他，真的很着急。但我不能放弃，仍然一天又一天，每天给他留言。20多天后，终于收到他的回复……他还活着！我再也忍不住，喜极而泣……原来，在我苦苦的等待里，他也一直在关注我。幸运的是，他最终被我打动了，不再轻生。

第二句话我要分享的就是："感谢你们，接受我们的爱！"

我感谢那些接受我帮助的人。2011年，湖南临湘发生特大泥石流自然灾害，我在单位发起募集少儿图书与衣物的活动。从社领导到同事，大家都给予了很大的支持与帮助。在倡议书中，我写道："感谢您的无私援助，同时也感谢灾区孩子，接受我们的爱……"

2014年1月，我陪同爱人，向一名素不相识的白血病患者进行了造血干细胞捐献；同年9月，由于患者病情复发，我爱人又毫不犹豫地进行了第二次捐献。

造血干细胞的匹配概率，只有十万分之一。捐献中心成立10年来，全国仅仅成功捐献3941例，年均不足400例。

第一次采集时，委托干细胞中心工作人员，我们给这位陌生患者捎去一句话："感谢这十万分之一的缘分，感谢接受我们的爱心与帮助，也盼望我们的干细胞——这颗生命的种子，能安全地呵护他，愿他健康快乐……"

第二次捐献，领导、朋友都很关心，连省干细胞中心负责人都希望我们慎重考虑再决定。但，这位女负责人刚出门，我们就给她发了一条微信——内容很简单，5个字："救人救到底。"

不巧的是，那段时间，我公公摔倒，瘫痪在床，医院已经3次发出病危通知。

一个是生命垂危，一个是白血病复发——双方都是命悬一线，危在旦夕。怎么办？

情况紧急，刻不容缓。我们提出申请：捐献手术务必马上进行！于是，第二天一早，在没有办理任何住院手续的情况下，湘雅医院干细胞采集室，破例为我们开辟绿色通道，准时采集。这是10年来，全国唯一一次由捐献者主动申请的绿色通道。

采集前，我爱人特意叮嘱我，说："如果我正在手术台上，电话来了，不要让我接，一定要等采集完再告诉我。你也不要着急，没事的。有你在，我放心。"他所说的"电话"，是指万一我公公不幸去世，家人打来的电话。

那一刻，他语调平静，我却感动得泪水湿了眼眶……

"当你有足够的爱释放出来的时候，一切负能量，都会不堪一击！"这是我要分享的第三句话。

十几年来，诸如此类的案例，太多了！

曾经，网络尚未普及的时候，我一天最多要回复400多封来信；网络普及后，更是利用各种网络交流工具——跟我交流的，90%是倾诉与求助。他们有公务员、自由职业者，也有公益组织负责人；有青少年，也有家长和老师；有抑郁症患者、师生恋当事人，也有各种原因要自杀的……

他们愿意跟我交流，是对我最大的信任。但是，有人会从另一个角度来理解，说："这不是整天被负能量包围着嘛！你怎么突围？"

我说："爱是最大的正能量。当你有足够的爱释放出来的时候，一切负能量，都会不堪一击！"

公益是可以感染人的。

记得我小的时候，我父亲在冬天的傍晚，来不及脱掉衣服鞋袜，跳入冰冷的池塘，救起落水的小女孩。父亲的行动引领着我，我又影响着身边人，甚至对所供职单位，也产生了一定的志愿助力作用。我所在的湖南教育报刊社，公益是其最重要的社会属性。

我很感谢我的爱人、我的亲人、朋友和同事，是他们，用实实在在的行动感化着我，与我携手并肩。

在座的很多朋友，一定比我们做得更好，感谢你们的无声付出。

对，公益是一种精神，它需要大家的合力。

公益的力量，能成就更好的世界！

主持人："公益的力量"，说得真好！"谭星姐姐"尘衣之所以青春永驻，是公益给予她年轻的力量。公益是一颗心靠近一颗心，是一只手握住另一只手，它会让绝望的人不孤单，孤单的人不绝望，让寒夜中的人有温暖，黑暗中的人有光亮。公益会使我们的生命绽放光彩，让我们的生活温情满怀！

尘衣做客湖南电台
交通频道《天际传情》栏目

此文根据2005年6月29日23：00～24：00尘衣做客湖南交通频道《天际传情》栏目的录音整理而成。

主持人：大家好，这里是湖南电台交通频道，《天际传情》节目正在直播。在今天晚上的节目当中，我们请到了一位朋友。她是一位青年女作家，非常衷情于写作、绘画还有词曲创作，她的散文诗处女作《书桌上的物事》已经入选了《2004年中国散文诗精选》。她现在在湖南的一家杂志主持名人专访栏目《尘衣之约》，受访嘉宾有杨丽萍、朱德庸、何立伟、黄永玉、苗立杰……还有很多很多。同时她还主持新锐网络文学论坛"尘衣之约"。好，那么在今天的节目当中呢，我们请到的就是刚才所说到的这样一位青年女作家尘衣。欢迎尘衣！

尘衣：谢谢，听众朋友好！

主持人：尘衣呀，我觉得我们刚才聊到女大学生毕业求职的时候，你笑了。为什么笑了？（笑）

尘衣：我觉得这个是现在比较热门的一个话题吧，那些刚刚踏入社会的大学生可能会遇上一些或困难或顺利的情况。我希望她们顺利，不要像我的人生那样，曾经那样"震荡"。

主持人：我们常常会记住一些人啊，或者是因为某一些原因，或者是因为他在困境中的某件事，当他走出困境之后呢，又是怎么样去经历呢？

尘衣呀，刚才我们说到你绝处逢生是因为在最困难的情况下，你提起笔来写东西。当时你收到第一笔稿费单的时候，那个稿费是多少？

尘衣：啊，这个非常非常低，15块。但是那15块在我看来，我就觉得是个天文数字。它居然可以让我找到一个另外的出口。

主持人：对，这个时候你是不是意识到原来甚至是不止一个出口？

尘衣：也许可以继续下去。所以我后来就拼命地去写了一些东西。

主持人：现在来点开你的个人主页，上面可以看到你这张意气风发的照片噢，一件蓝色的衣服，披着一件紫色的毛衣。那是什么时候照的？

尘衣：2002年的4月。

主持人：这么清晰地记得这个日子呀，是不是有些特别的含义？

尘衣：因为那个时候我就已经从一个城市奔向另外一个城市了，那是一个界线。而在那之前，我找到了工作。

主持人：那是个什么样的工作？

尘衣：那是在一家报刊社。

主持人：待了几年吗？

尘衣：对，有两年。因为那个时候，2000年的时候，疯狂地写了一些东西。1999年，还创作了十几首词曲。

主持人：还那么疯狂啊。哇，创作词曲，你真的是全才。

尘衣：那个时候我就想，找不到工作我就用它来代替。然后我就积累了一本作品剪贴。有一天，我忽然问一位朋友，是不是我也可以做编辑呀？他说你不是公职人员，会很难的。这让我很受挫。但是后来，我听说，我并没投过稿的一家报纸用了我的文章，就找了去。这一找，我就想着可能是天赐良机了吧，因为那是一家学生报纸，对我来说，肯定适合啊。

主持人：对，这样一份报纸就是跟学生打交道。

尘衣：对，我就想学生的这个报纸我总可以做吧。那位总编看了我的作品剪贴本，却给我一个理由说，他们不要女孩子，他说他们只要男孩子。

主持人：啊，这样子？这可太伤人了。

尘衣：是啊。当时我以为他们是性别歧视。其实不是的。（笑）是因为要在外面跑发行，因为女孩子可能身体娇弱些，会受不了吧。我说你可以给个机会让我试一下。就这样，半个月的试用期，我拼命在外面奔波，所订的报纸比去年同期增加一倍多，同时还打破纪录，在市外发行了两所学校。也因为这样，我被老总留了下来，后来还被任命为编辑部主任，兼发行部副主任。

主持人：太难得了。

尘衣：当时我一周时间内有6天在外面跑发行，就在那个长途车上颠来荡去。

主持人：嗯，特别辛苦啊。我觉得你给我的感觉是柔柔弱弱，却这么有爆发力。

尘衣：呵呵，我很多以前的朋友也都这么说我。嗯，那段时间，我真的是接近疯狂了。那段时间工作非常非常的紧张，然后每天在外面跑，营养可能也跟不上，这样凑合起来的吧。就搞得我心很慌，好像总是很恐慌一样的，好像有一种什么东西压迫着我一样，无端地恐怖，很无助的样子，不知道怎么办。

主持人：可能就是一下子生活节奏这样快啊，承受不了。这种日子怎么走过来的？

尘衣：当时我就听起了《致爱丽丝》这首曲子。这首曲子是哪儿来的呢？当时是宣传部与一家企业联合征文，我无意中得知这个消息，被人逼着去参加这个征文，居然就拿到第一名，有3000块奖金，是我那个时候工资的10倍。

主持人：那是不是大发了一笔财啊？（笑）

尘衣：哈哈，有这意思。然后我就马上去买了一部手机。嗯，我的第一部手机就是这样来的。我凌晨一两点还疯狂得睡不着的时候，就把手机放到被窝里面，用它来放这首曲子，一遍两遍三遍地放，慢慢慢慢地就这样安静下来，然后就睡去了。

主持人：挺难受的，听你讲这些的时候。

尘衣：这个，我想贝多芬绝对没想到他的曲子还有这种作用——在那种疯狂的时候让你达到一种极致的安静。他只用它来表达他的爱情。我后来的工作，同样有很多恐慌的时候，比如到我现在的单位来，也是有一个试用期，也经过了很多很多的努力和锤炼，更被那些独具慧眼的领导所包容。我曾经这样地被人一直地宽容过来，真的是一种幸运。

主持人：你说到这个宽容噢，我倒是觉得，与其这样说，倒不如说你是非常好地，非常认真地对待了"试用期"这3个字。

尘衣：嗯，这个我是这样看的。"试用期"这三个字在我来看呢，我觉得每时每刻都是试用期，嗯，一直到现在我都这样认为，也一直这样在做——把每一天都当成试用期，用心，努力。

主持人：这是不是说也是一个人的机会呢？

尘衣：也可以说是机遇吧。为什么说时刻都保持像在试用期一样的状态呢？因为你在做这个工作的时候，你必须认真地去对待它。至少在这个数量上要完成，然后你要注意去提高这个质量。我反正一直是这么做的。

主持人：能不能说一下你试用期的情况呢？这个我想大家都和我一样，迫切希望了解你，从你这里学些东西。

尘衣：谢谢。是这样的。我刚来的时候，我这个人有点喜欢考虑一些事情，刚来嘛，更希望要做些事情。我们这个杂志啊，需要做一些策划，很注重编辑的策划能力。但是你知道吗？我以前从来都没做过这类策划。虽然我在那个报刊社做过，但是都是不同类型的，就是一些学生作文啊，或者是老师的指导性文字，等，大策划少。而当时，我记得我自己主动策划了一个关于教师节的选题，我对领导说，我想在这一期的杂志上做一个策划。其实当时领导并没要求我非得做策划不可，但是我自己想有些挑战，就这样。于是领导同意了。后来我就做了，结果第一次给他看的时候，他看了半天，都没出声。（笑）

主持人：嗯，你真的是在主动挑战自己。那他是什么反应？

尘衣：他没出声。（笑）然后我就很慌了，我想这是怎么回事呢，肯定是我做得不行吧，不过关呗。他也没直接说我不行啊什么的，我就只好主动跟他提出来。我说我的策划是不是还需要修改？他说，嗯，然后跟我说，你最好还是把它梳理一下，整理一下吧。知道这个还不够格，我就放肆地去琢磨，又打电话向以前的朋友请教。我记得在电话中，我哭得很厉害。因为可能女孩子嘛，都是好面子的，不想太失败。最后到了23：00，我就给我们领导打电话，我说这个策划我已经有4种方案出来了。

主持人：哇！（惊讶）

尘衣：我简要介绍了每个方案，说请领导给我定夺一下，到底用哪一种方案好一些。然后我们领导就给我以鼓励，肯定了我工作上的努力。最后当然过关喽。我就记得当时正是我的试用期，这样的话，后来慢慢地试用期过了之后，他们就继续地聘用我啊。其实很简单的事。但是像我刚才前面所说的，我常常想，一个领导他也是要有一颗宽容心的。我觉得我非常的幸运。我曾经这样地被人一直地宽容过来，我觉得真的也是一种幸运。

主持人：那你在《初中生》工作了几年，是不是觉得这里是一个温馨的港湾？

尘衣：嗯，我在这儿学到很多东西，就是我以前没有接触过的东西都正在接触，然后正在深入。我觉得几年来，我在工作上呢应该是做得越来越好。比如说《尘衣之约》，就是我现在做的大型名人专访栏目，面对面的那种。这对我来说，是一种极大的挑战。因为我对这个栏目的定位要求很高——必须是业界翘楚，能代表一个行业，一提到某个行业时，它必须是标杆。所以，你可想而知，从2004年一直到现在，我做得特别的辛苦，要花很多很多的精力。比如说外联啊，然后面对面地交流啊，后期制作啊，全部是我一个人在承担。

主持人：像《鲁豫有约》啊，可能是几十个人做着这样的一个栏目。而你呢，真的是一个人包揽了几十个人的活。（笑）这个时候觉得自己更能干了吧？

尘衣：还没想到"能干"这两个字。不过觉得自己至少在提高吧。

主持人：其实我觉得你在这样一个过程中，慢慢地发现自己，或者说寻找自己，这对你这样一个弱小的女子来讲，也的确是挺难的。那你就是在这样的一个过程中成长。是这样吗？

尘衣：对。

主持人：现在每天的工作累不累？

尘衣：很累。

主持人：你在这个工作当中最想得到的是什么？

尘衣：工作教会了我很多，它也是生活的一部分。我觉得生活，其实先前我们也聊到文学。我觉得其实文学它不及生活给我的一半。虽然看起来是它改变了我的命运，但是我觉得生活对我是最重要的，包括工作在内。一是工作的时候，它让我学会了怎样去面对很多的挫折、困难，甚至很多意外的情况。它教会了我坚强，锻炼了我处事应变的能力。然后就是处理人际关系呀，特别是我现在做《尘衣之约》这个栏目，要去外联，跟很多陌生的人打交道，跟那些在一般人眼里看来是名人的，甚至高高在上的人打交道……这样的话，就得学会勇敢地去面对。这些对我来说，都是再好不过的锻炼了。

主持人：我觉得你是很细腻的，也很犀利的，你通过自己独到的眼光把很多人和事看得清清楚楚。比如你写朱德庸的那段"印象"，看得我好感动，也好高兴的。

尘衣：有时候是这样子，本来朱先生就那么优秀嘛。

主持人：有时候这样？那你的眼光还挺"贼"的。

尘衣：那不至于吧？（笑）

拯救灵魂比拯救生命更迫切

——在首届"茉莉花论坛"上的演讲稿

注一：此文根据2005年5月2日尘衣应"关爱生命万里行"活动组委会暨首届"茉莉花论坛"的邀请，作为首位嘉宾主题演讲时的录音整理而成。当主持人介绍与会身份为青年作家、青少年问题研究专家的尘衣就是《初中生》杂志的"谭星姐姐"时，全场掌声雷动。此次论坛的主题演讲嘉宾还有中国国际战略研究专家巩胜利、教育部中小学心理健康教育委员会理事杨彦平、北京理工大学胡星斗等专家，全国人大常委、国家总督学顾问、中国国际教育交流协会会长柳斌通过电话对论坛表示祝贺与期待。

注二：演讲前，尘衣刚刚被"茉莉花论坛"对她的感谢词感动得热泪盈眶，所以从录音还能听出她是多么的激动。她说，他们的无私付出让我看到自己的渺小，他们的真诚关爱让我学到很多，很多……

注三：尘衣演讲视频网址：http://mlh.gasmwlx.com/cyyjg.htm

首届"茉莉花论坛"对尘衣的答谢词网址：http://mlh.gasmwlx.com/cygxc.htm

尘衣：今天，很高兴接受醴陵一中和"关爱生命万里行"组委会暨"茉莉花论坛"的盛情邀请，能够来到这个充满灵气与豪气的地方，坐在这个充满真诚与关爱的讲台前，向各位专家、老师和同学取经，学习。"茉莉花论坛"的相关情况刚才这个短片已经介绍得很详细，大家都很了解了，这里我就随便跟大家聊聊我平常在生活与学习中遇到的一些跟关爱生命有关的内容。

每个人都有过或轻或重、或显性或隐性的自杀意图，有的一闪而过，有的一念之差，并付诸行动，后果各不相同。我所受理的一些学生倾诉电话或信件中，有很大一部分是说自己没有朋友，或者失恋，等。由于成长的特殊性，青少年处在一个正在发育的阶段，对爱情产生一种模糊和神秘的向往。这些都是自然规律，是无可厚非的，重要的是我们应该怎么看待与把握这一规律？爱情特别是早恋这个东西，它跟我们现在的成长环境确实是相冲突的。青春年少，风华正茂，正是人生中接受知识的最佳时机，毫无疑问，早恋会分散我们的注意力。人一生中最宝贵的时间段一旦错过，浪费掉，那么最终我们得到的，便只是"追悔莫及"4个字。刚刚还有个叫"朱朱"的初三女孩给我打电话，汇报情况。她说她暗恋上了自己的老师，又不敢透露自己的心声，在这样的矛盾心境下，甚至产生了自杀的念头。在我的几次开导下，现在她已经成功走出误区。其实关于自杀，我自己也曾经有过，那原因说起来是莫名其妙的，没有来由的。当时，人变得精神抑郁，萎靡不振，几乎要崩溃，当然，最后我是走过来了。一般来说，除了进行心理上的自我拯救，还要学会转移注意力，去听歌、画画、看新闻等。比如：第48届世界乒乓球锦标赛团体赛中，中国男队以3:0力克韩国队，连续3次将斯韦思林杯揽入怀中。这是一个多么振奋人心的消息，你心情不好的话，可以专注地看一下或听一下这样的消息，心情一定会好很多。我记得我当年采取的处理办法，就是听贝多芬著名的《致爱丽丝》。当然申明啊，我抑郁的原因不是失恋，而我走出心理阴影这个事实，却是由这样一首关于爱情的歌曲来给我以帮助。所以从另一个角度来说，不要害怕缺少什么，就算现在我们没有爱情，也只是时间不对而已，其实还是由与我们所缺少的事物有关的东西来拯救我们，比如我，是吧？所以，我要奉劝我们在座的青少年朋友，瞧你们还多小啊，以后的路还长着呢，怎么能因为早恋不成就对整个生命失去信心呢？什么都不用担心，等你的心灵长得足够高大和强壮时，爱情的苹果自然会熟的。

其实我到现在还时不时地有灰心丧气的时候，都要靠自己调解。进行自我拯救是需要一个前提的，那就是必须明白自己处于一种什么样的状态，我现在迫切需要的是什么，我在做什么。有些对前途充满迷茫甚至绝望的孩子，他们可能就是懵懂的，不知道自己究竟所为何事，一味地钻牛角尖，最后终于不能自拔而选择自杀。《超级女声》《梦想中国》等大家都知道吧？我不是要反对这种活动，我觉得值得正视的是，有很多人看到李宇春、周笔畅的成绩，走入一个认知的误会，以为谁都可以一夜成名。我因为做名人专访栏目《尘衣之约》采访过何炅，我问到有没有"一夜成名"，他说"一夜成名不可能"。是的，就算是李宇春，大家别看她在舞台上多么有号召力，但是她是正儿八经学习声乐的，没有她平时的努力，会有她现在的成功吗？2005年湖南岳阳有个活泼可爱的女孩，因为迷恋《超级女声》，想参加2006年的比赛，结果将自己饿得骨瘦如柴，后来惨死在北京街头，你看这多么触目惊心！这里她就产生了认知误区，以为可以一夜成名，以为瘦就是美。其实我认为人的美丽，且不提心灵美，单说外形，我认为，美到极致是自然，健康、自然、大方才是真正的美，刻意追求瘦，把自己的身体弄垮，弄到一副瘦骨嶙峋的病态样子，这种想法和做法是何等愚昧！所以这里彰显了拯救有自杀倾向的孩子的灵魂、教他们正确地认识自我、进行自我拯救这一任务的重要性与必要性，这是迫切的，更是艰巨的。这正是我今天想与大家讨论的问题。

自杀干预实际上就是一种拯救，可分为他救与自救。他救是指依靠自身能力以外的外力作用来对一个有自杀倾向的人产生干预，自救呢则是指依靠自身的力量来对自杀倾向产生干预，这是两种区分比较明显的自杀干预或者拯救方式。一个人产生自杀的念头后，有时如果没有任何外人在场，不能对他进行干预与拯救，那么悲剧仍然在所难免。倘若他在情绪上能进行自我控制，那么他就完全有可能自己掌握自己的命运，将自己从认知的误区中解救出来。这样看来，他救毕竟遥远，自救才可以做到随时随地、每时每刻。所以我觉得我们的"茉莉花论坛"要做的，更多的应该是和各种民间的、官方的包括医学界、社会学界、心理学界、教育界、媒界等相关的专家、学者和同学联手深入探讨，共同对有自杀倾向的青少年进行灵魂上的拯救。所谓治标不治本，治标只是眼前的，治本才是永远的。那么，只有进行灵魂上的拯救，使他们学会正确地看待自我，看待事物，学会灵魂自救，这样才能够从根本上切断自杀恶毒对青少年心灵的侵噬与毒害。这是长远而又艰巨的任务，但我相信，有各方联手，我们可以做得更好。

最后，我有几句话与大家共勉：生命弥足珍贵，我们有理由对它倍加疼爱。一个能够正确地面对生活中一切快乐与痛苦、幸运与不幸的人，他一定会从珍爱自己的生命做起。生命的过程中，无途可返，生命不可替代，所以，我们每个人，都有责任珍爱我们鲜花一样灿烂开放的生命，有理由在有限的时间内，和顽强的保尔一样，让我们独一无二的生命发挥出最大的价值——虽平常，却发出不平凡的照人光彩！谢谢大家！

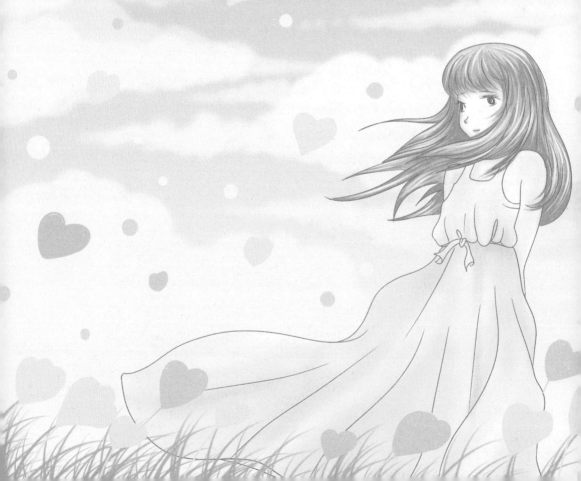

突然青春

——在道德讲堂"青春在基层闪光"上的分享

本文是根据2014年12月9日湖南教育报刊社在"'青春在基层闪光'2014道德讲堂"的发言稿整理而成。

序曲：我跟青春有关系

接到编辑部委派，我问自己：一个踩在青春尾巴上的人，凭什么妄谈青春？

兴许，是可以谈的。因为，和所有朋友一样，我也曾经青春过；我的生命，早已且完全跟他人的青春融为一体。

基于这一点，可以说，我跟青春有关系。这是我今天要分享的序曲。

然而，人生就是这样：一直在解读别人的青春，自己的青春，却一晃就没了……

怎么办？

"永远18岁"——这句话，现场有哪位朋友说过？现在还敢说吗？熟悉我的朋友知道，我一直这么说。

别说"算你狠"，爱斯基摩人更狠——问他们多大，答案永远只有一个：不到一天大。日升日落，一天过去，这一天的生命也便结束了，逝去了。第二天，太阳升起，醒来，生活再次开始，生命重新开始。对他们来说，一天就是一辈子。

他们，是在重塑生命；而我，是在定格青春。

定格青春，才会拥有一颗年轻的心。心年轻，才会童心永在；童心在，热情就在；热情在，活力会在；活力在，激情才在；激情在，创意必在。做到这些，哪怕生命不能永在，生命力可以永在。

这，才是一种有质感的人生！

A大调：创新，不带这么玩？

图中可见，我曾经或正在主持的一些栏目。细心的朋友会发现，栏目分两种颜色。对，咖啡色的是我接棒主持的。以"谭星信箱"为例。我曾经主动参加本社党、团委组织的帮扶活动。在平江安定中学，我以调侃的方式向这个栏目的创办人致敬。其间有不少人做过，都懂得做它的艰难。当年，他也风华正茂，青春在握，作为一名"男生"，也算是"小鲜肉"，却甘愿做这种需要定力、热情与爱心的栏目，一做10年。他是谁？对，大家给他掌声吧！

这掌声，也是给我们自己的。

前面提到创意。"创业容易守业难。"那么，传承如何发扬，如何才能出彩？靠两个字——突破。接棒这个栏目，13年间，我进行了3次突破。

第一次，是一改原来"读者问，编辑答"的形式，在末尾设置《请你出手》小栏目，拿出一个问题，让读者答。跨期次操作：上一期提出，下一期回答。这个栏中栏坚持了4年半。

第二次，是设置栏中栏《心中的谭星姐姐》，请读者依据想象，画出心中或神秘或亲切或温柔的"谭星姐姐"模样。

这两次，都是在强调互动。但最好的互动，是走进读者中间，不因距离而产生距离，要让他们可见、可听、可触摸，能感知"谭星姐姐"是一个真实的存在。于是，便有了第三次突破：突出"谭星姐姐"公益精神，创立品牌公益活动——"谭星姐姐见面会"。这样深入基层，近距离解读青春，至今，已十载。

这是一张视频截图，比较模糊，但有纪念意义——因为，这是第一次做"谭星姐姐见面会"。每一次见面会的开场白"我就是你们亲爱的谭星姐姐"就是从这次开始产生的。

见面会所产生的巨大影响力，不用细述。

这是革命老区湖南平江安定中学校长给我QQ对话的截图。真的不是我多有魅力。这些，都说明——深入基层的魅力。

在传承的基础上进行突破即是巨大创新，以与众不同的思维角度，给所接棒的栏目一种全新生命。传承都可以出新，自己创见就不会是太难的事。但要做好，又太难。简单地以《尘衣之约》为例，其中访问过的人，杨丽萍、六小龄童、朱德庸、黄永玉、王跃文……都是业界翘楚。个中快乐与艰辛，此处不表。

深入基层魅力无限，但需要靠人去做。怎么样才能让它有魅力？

B小调：在孩子面前，不打草稿

您可能会说，你不打草稿，不是藐视孩子的智商吗？不，其实是我经常被他们考验智商。

不敢说，我是最爱他们的。但可以肯定，我是尊重他们的。

做见面会的时候，我不允许自己给他们设定问题，或程序，我必须尊重他们的想象——他们的想象力，往往超出我的想象，让我心生敬畏。

跟他们在一起，我仿佛能回到年少时。记得小时候，一条破门缝，一摊水渍，一片落叶，一片云……我都能想象出不同的模样。

所有的想象，都体现出创意——我尊重他们的创造力。

不允许有草稿。所以，我必须将自己融入其中——跟他们进行思维碰撞，以同频率的心跳回应他们的心跳，跟他们一起，天马行空……

降C调：必须看得见卑微

龙放（化名），湖南湘阴一位离家出走的迷途少年。2003年8月的某个星期六，我正在办公室加班，接到他的求救电话。他在电话中哭喊："姐姐，快来救我！"……

于是，电话请示领导后，我打的去步行街，带他吃饭、找人、逛步行街，最后送上回家的客车。

雪儿（化名），一位土家少女。6岁时，父亲入狱，母亲抛下幼小的她，离家出走。直到2006年她13岁时，父亲才刑满释放。谁知，这竟成为她噩梦的开始……

至今记得，接到她的来信时，无法表达的心痛与愤怒！才13岁的她，被亲生父亲玷污！

她说要自杀，人生没有意义。

我给她去信，信中夹了100块钱。稍后，联合教育电视台，去她家乡，准备对她进行解救。大家来想象一个画面，那画面一点都不美：一位小女孩拼命在前面跑，一位男子在后面追——小女孩，是为了逃离……不说了，说多了都是泪。后来，编辑部对她进行了慰问。

我遇到的，大多是遭遇困难、不公甚至屈辱的他们——他们的困难、烦恼与迷惑……

他们身份各异，有少年，有青年，有中年，有老年；有学生，有老师，有家长，有社会工作者。

13年来，援助过多少人，不必一一记起。唯一需要牢记的，我是代表《初中生》，代表报刊社，同时也是代表我自己——我，不仅仅是自己的形象代言人。

旁人眼中，他们弱小而卑微，如同我。但所有的他们，都是我用手捧过的颗颗珍珠。

我对自己说，也让他们知道：

在薄情的世界里，还有我在深情地为他们守望着；

还有《初中生》在深情地为他们守望着；

还有湖南教育报刊社在深情地为他们守望着！

以风一样的速度，我穿行在他们的世界里……

升D调：主角配角都是角

身为主角时，你其实是配角。

身为主角时，要做恰到好处的配角。此时，我已非我。你代表的，不仅是你个人。你只是这部戏或这个部门、这个单位的配角，你得为基层服务，为刊物服务，为本社服务。所以，你得尽最大努力演好你的角色，不能因你演砸而让整部戏失去精彩……

比如2014年10月在上梅中学做见面会，表面看，我是主角。由于坚持不要讲稿，一开始，便给我一个下马威——遇上一个考验智商的问题。此时，你若是不能调动整个脑细胞来转危为安，你的戏也便演砸了。那么，人家的评价便是：哦，湖南教育报刊社《初中生》杂志的人，不过如此。这时，你难道不是个地地道道的配角吗？

比如2008年9月，接到任务，"谭星信箱"代表《初中生》，参加首届"湖南省期刊优秀栏目"评选。要求报送近3年（即2006年至2008年）的材料。我翻箱倒柜，精心准备了5套资料，图文的，影像的，只差填写表格了。26号一早，我对编辑部主任说：我需要回家。我跟他说，24号晚上，我爸还在电话中叮嘱我好好工作，25号晚上，就只能发出"啊啊啊"的声音，已经说不出话了。这时，主任才知道，我父亲已经病危。从早上9点，折腾到晚上10点才到家。父亲正在经受临终前的最大折磨。无法形容我当时的感受。我跟父亲解释，为什么现在才赶来看他。在父亲生命的最后一刻，我跟他谈的居然是工作。两小时后，父亲永远离开了我。

忠孝不能两全。作为父亲最疼爱的女儿，我没有能力照顾好他，没有专门找时间好好陪过他，但我从来不曾后悔——因为，我是按照父亲的教诲而行动着，父亲一定为我的纯良而骄傲！

这样的事，并非我的特例，很多同事经受过。龚鹏飞先生，那一年在田埂上疯狂地奔跑，只是为了见母亲最后一面。但依然留下终生遗憾……

有人说你太傻，你算什么？再说，就算能得到荣誉，你连个名字都不会写上去。是呀，那又怎样？正因为你代表的不是你自己，任务下到你身上，你才得做扎实，为整部戏服务好。这时，看起来你是主角，但你不就是个要为戏服务好的、地地道道的配角吗？

身为配角时，你必须是主角。

而身为配角时，则要做你分内事的主角，做你个人最好的主角，尽力去做别人眼中的金牌配角——只有配角，才被冠以"金牌"二字，可见配角的重要性。身为配角，你需要为主角在时长、台词等方面让路。但毕竟配角也是角，你的戏份，有时候或许能给整部戏起到点睛作用，不可或缺。你所代表的形象，早已不是你自己，而是刊物，是报刊社，甚至是整个教育人、新闻人。

说说2014年11月跟书店一起在安化做的导读活动，这是一次大阅兵。这次下基层，人人都是配角，人人都在付出。比如，有同事没去现场，但也在家中把关，评审了参赛征文。其他同事也是，外联的外联，当评委的当评委，摄影的摄影，点评的点评，微直播的微直播，做报道的做报道……

至于我，原定进行阅读讲座，另一名同事做写作指导讲座。我正在准备时，情况有变，只需要做写作指导讲座。这样一来，两人同讲写作，意义不大，时间也不够；但让同事一人讲一下午，时间又太多。怎么办？最后，我跟领导商量，他主讲，我当配角，同时兼任客座主持，帮他至少占用半小时时间。从时间、内容上来说，我都必须以他为主。那么，这半小时，我该讲些什么？几经思考，最后决定，给杂志做个宣传片吧，系统介绍《初中生》与"《初中生》人"，以及我们的导读活动。这样，就有了半小时的"亮出名片"环节。

内容虽然精练，却又是枯燥的。怎么才能更吸引听者？只能在PPT的设计上下功夫了，必须细致到每个字的字体、颜色、大小、位置，每张图片的完整与完美，以及它们的出现方式。于是决定，在设计风格上大气磅礴，和谐统一；在显示形式上动静相宜，让人愉悦。要让听者在听过以后，不仅是了解，更是享受，以视觉美感与冲击力来加深他们对我们的记忆。

说句不怕出糗的话，这是我做的第一个PPT，今天这是第二个。但从领导与同事的纷纷鼓励来看，从听者的反应来看，还是达到了预期效果，甚至超出预期。

尾声：做最动听的音符

别以为青春离你太远，它会突然降临。求32个赞的必要条件，是置视野于读者（即服务对象）的视野之下；要和他们一样，该飞扬的时候能跃起来。

在生活这首乐曲中，我们每个人都是一个音符。不管身在哪个声部，每一个音符都做到音质最纯正，乐曲才会动听。

换个角度说，报刊社是乐曲，部门是声部，我们，是音符。

记住你的作用与使命，尽最大努力，去做那个最动听的音符吧！

你青春，《初中生》就青春，报刊社就青春！

青春，因你而闪光⋯⋯

余音：给自己一个青春的梦

给自己一个青春的梦，永远为时不晚⋯⋯

初心在此处，灯就在此处⋯⋯

"你一定也青春过。"

——于是，当我们年老的时候，面对这句话，我们会问心无愧。

突然，青春。

永远，青春。

公益是一种精神

有些东西是刻入骨髓的，譬如良善。因良善而公益，是与生俱来的本位精神；因爱而公益，是后天化境的进步精神。我恰好同时拥有了这两点，幸甚。

说起来，我进入公益生活，家庭的潜移默化是最初的原因。

从记事起，就见到父亲帮无数家庭调解纠纷——凡来我家找父亲评理的争斗双方，无不是怒气冲天而来，欢欢喜喜而去；也知道父亲冬天的傍晚来不及脱鞋袜衣衫，跳入池塘，把一位女童从水中救起——如果不是父亲恰好经过，再无旁人发现女童的遭遇。

母亲做过的好事更是点滴如水，滴滴落在那些有需要的乡邻心里。捐款、送衣、敬老、爱幼……何必掰指头细数，母亲辞世后数百乡邻的哭泣，以及哀叹好人别离，便是对母亲最光荣的肯定。

而我的心中，是另一件亲眼所见的事，让我对他们多了几分敬意。父母五年如一日，照顾瘫痪的外婆，连个怨怼的眼神都不曾有过。而外婆，与母亲并无血缘关系。我常常自问：这样的静好，我能坚持下来吗？

我的血液中，有着父母良善的基因。正是这一基因，和我所生活的环境，引领我走上了公益这条路。关爱他人，自我修正，成为我生命中一种最自然的符号。

后来，来到现单位工作，促使我身上的公益精神进一步升华。我以"谭星姐姐"的名义，接棒主持一个心理安抚栏目《谭星信箱》，日复一日，至今已有13个年头。做这个栏目，我没有停留在书面上的一问一答，而是主动参加各种公益活动，突出"谭星姐姐"公益精神。书面上为读者所解决的问题汇聚起来，当然已是无数。但毕竟，有很多事态，需要我们进入生活的内核，来直面它们。主动出击，扒开很多隐藏在生活角落里的枯枝烂叶，那里，湮没着若干人的生命，甚至是梦想。如果在我能力范围之内，能够以我的温度，给予他们想要的温暖，那么，又会呈现什么样的状态呢？

我去网络拉赞助，在最火热的社区——天涯，为两位贫困初中生进行募捐助学；隔三岔五地给面部烧伤的女孩等创伤少儿寄信和汇款，教给他们，人生难免挫折种种，怎样才能勇敢地面对；热情地接待来访的研究生父子，请他们吃简餐，多次面谈，终于让那位研究生告别抑郁症，使得整个家庭阳光重现；有困难的老师、家长如果不能面谈，我便会通过电话、写信、赠送卡片与小礼物等多种方式为他们解决实际问题；也毫不回避早恋这个敏感话题，让恋上老师的初三女孩、陷入情感旋涡的发廊女孩和无数少男少女或他们的家长正确地看待这个话题，从而走出成长中飘过来的阴霾；有次周六接到求救电话，救援了一位离家出走至长沙的湘阴男生，带他吃饭，带他多处寻找所谓的"护士姐姐"，带他逛步行街，最后把他送上回家的车；倡议过组织向湖南临湘特大泥石流受灾少年捐赠少儿图书、衣物的活动；向衡阳孤儿院捐献我家唯一的一台心爱的数码相机；联合省教育电视台，花费数日时间，解救怀化一位被亲生父亲玷污的女孩，将她解救到长沙，给她买一切生活必需品，给她买药治狐臭，更关键的是，找到一家职业中专，让她得以免费就读……

2008年11月，这个栏目代表所在刊物报送首届湖南省期刊优秀栏目。接到任务，我立即全方位回忆与搜索，尽量在极快的时间内准备好6份纸质图文、影音资料。彼时，我父亲正处于临终阶段。但是为了完成任务，直到所有材料准备完毕，我才央求老乡为了我而请假，用一辆破车，花了将近10个小时，将我送到父亲床前。父亲正在遭受着临终前的最大折磨。我爬到他床头，跪在他身边，脸贴在他脸上，抚摸着他的脑袋，告诉他，我为什么现在才赶来陪伴他。尽管心中疼痛，眼中含泪，却笑着自信地安慰父亲：我相信，一定能评上的。作为父亲，我知道他其实还那么关心着我当时的个人情况，但在他最后的时光，他最牵挂与呵

261

护的女儿——我，却还在用工作安慰他……两个小时后，父亲就离开了我。父亲是一位优秀的共产党员和基层干部，15岁便加入中国共产党，地位不高，却为党为人民无私奉献终生。父亲的言传身教，让不是党员的我一直以党员的标准要求自己。忠孝不能两全。作为父亲最疼爱的女儿，我没有能力照顾好他，没有专门找时间好好陪过他，但我从来不曾后悔——因为我知道，父亲一定为我的纯良而骄傲！

2006年5月，作为公益论坛"茉莉花论坛"首位演讲嘉宾，同时作为论坛发起者某公益组织顾问，我发表了《拯救灵魂比拯救生命更迫切》的主题演讲。重点探讨一个重大命题——自杀干预。在我的理解中，自杀干预实际上就是一种拯救，可分为他救与自救。他救毕竟遥远，自救才可以做到随时随地、每时每刻。所以我认为，论

> 9月10日，不仅仅是教师节，虽然我有那么多想说的话跟教师有关。但是有另一个群体，更需要我们关注，那就是那些因为各种各样原因徘徊在生命边缘的人们。
> 让我们记住，9月10日，世界预防自杀日。
> ——尘衣

坛要做的，更多的应该是和各种民间的、官方的包括医学界、社会学界、心理学界、教育界、媒界等相关的专家、学者和同学联手深入探讨，共同对有自杀倾向的青少年进行灵魂上的拯救。是的，我们每个人，都有责任珍爱我们花一样灿烂开放的生命，有理由在有限的时间内，让独一无二的生命发挥出最大的价值——虽平常，却发出不平凡的照人光彩！

2013年1月28日，《山西日报》报道了我所做过的一件实在是太过微不足道的事。由于我经常通过微博、博客等为大家排忧解难，所以时常关注微博上的一些消息。那是在微博上看到该报讲述的一位渴望换肝的女孩的状况后，我立即转播该消息，向我的"粉丝"扩散的同时，也请该报转告患者：如有需要，我可以帮忙联系对相关病状的研究处于世界前列的一位教授。该报适时转告当事人，在报道中说："远在湖南的网友尘衣（我的微博名）是第一个向换肝女提供医疗信息的。记者了解到尘衣是湖南省某期刊的一名编辑。时值周日，未能联系上尘衣

本人，只好通过微博转达患者的感激之情。"事隔一年，我才偶然得知《山西日报》居然做过这样一篇报道。为患者得以康复而庆幸的同时，也无比感动——虽然我并不曾真正帮上忙，但该报从如此细小的事情上给予我鼓励与激赏，让我感觉到，做任何一件细小的好事，都是如此值得。

自己参与公益活动的同时，我也尽可能默默地带动身边人。我的侄儿侄女经常帮助有困难的同学，捐书捐衣，丈夫与侄儿还曾多次义务献血；我的公益活动，丈夫给了我莫大的支持。丈夫也是长沙市一名志愿者。2009年，我邀请丈夫一起去省未教所，与某志愿者组织共同对那些有过重大案底在身的迷途少年进行心灵救助。湖南通道火灾发生后，我们发起了一对一帮扶行动，凑足两万元，支持了一户家庭的重建。

2014年1月9日，丈夫为一位素不相识的病患进行了造血干细胞捐献，成为全国10年来第3947例，湖南省2014年首例造血干细胞捐献者和全国工会系统首位造血干细胞捐献工会干部。8个月后的9月4日，由于患者病情复发，丈夫再次捐献造血干细胞。在他两次捐献的前前后后，我都默默地站在他身后，给予了最大的支持与鼓励。

为了让身体保持最佳状态，丈夫坚持锻炼，清淡饮食，烟酒丝毫不沾。我更是小心翼翼，以免自己感冒，生怕病毒因此传染给丈夫而导致前功尽弃。由于保护得当，漫长的3个多月时间里，平时隔三岔五就感冒的丈夫，竟然一次都没有感冒。我们认为，这是命运的善意安排。

为了让广大网友了解造血干细胞捐献的真实状态，让更多人加入到造血干细胞志愿者队伍，挽救更多濒临绝境的病患及家庭，从做出捐献决定的那一天起，我深感相关知识的普及尚为欠缺，便抓住这次终生难遇的机会，以"造血干细胞捐献记录"为话题，在腾讯、新浪微博直播所有捐献过程，以实际行动与切身体会向大家普及相关知识。我特意隐去捐献者身份，叮嘱媒体朋友不要暴露主人公身份。很多网友看了该话题，有的说，以前对此有偏见，现在了解也理解了；有的说，没想到，就在我身边，居然有这样活生生的例子；有的说，微博的字里行间，让人感受到如此的真实与真诚；有的说，这样的善举很伟大，值得推广与学习……由此可见，这对相关知识的普及与志愿带动，产生了一定的积极推动作用。

我们婉言拒绝了数家媒体的采访。但在丈夫单位同事的荐举下，丈夫获评长沙市"长沙好人·我身边的雷锋榜——雷锋式优秀义工"称号。

我算是一个视工作如生命的人。工作上，我拼命主动，冲锋在前，创新而务实，无数次受到单位褒奖与鼓励。但是，同时有另一种东西被我所看重，那就是公益。在我的精神世界里，公益是我的第二职业，也是第二生命。我告诉自己，要打心底里从事公益活动，必须用坚定的信仰来完善自己的信心，要学会尊重自己从事公益事业的人格，要不贪名利，不带私怨，要有积极向上的精神，不管生活有多难，要始终朝气蓬勃，要善于学习，勇于承担责任，对于任何人任何事常有成全的意图。

著名作家王跃文先生曾经这样评价过我："现在的孩子们是幸福的，他们不光有经典名著，有网络和电游，更有充裕的物质生活。但他们似乎本能地抗拒所有的教育，包括老师和父母的。如果同孩子做朋友呢？孩子们是需要朋友的。尘衣没有把自己当成谆谆教导者，她是孩子们的朋友。"

中国生命关怀协会志工委曾经授予我2008优秀志愿者称号和2012关爱生命志愿者纪念章，我将它们当作对我公益生活的一种鼓励与鞭策。

公益是一片阳光，我将这片阳光化作朵朵微笑，映在脸上。"你笑得好，微笑是你的招牌。"同事的评价，或许也正是我公益生活的正面写照吧。

（注：本文获湖南省教育厅"培育和践行社会主义核心价值观"之"我的公益生活"一等奖第一名。）

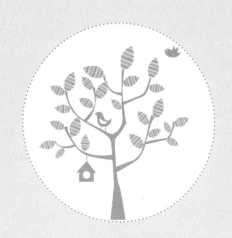

第五部分
"尘"缘永在
——读友信语留真情

读者来信摘选

亲爱的尘衣姐姐：

你好！收到你的来信，我简直不敢相信自己的眼睛。虽然我的文章写得不够好，但我还是非常高兴，因为你已经写信给我了，这是给我的最大的鼓励。

我觉得你说得对，虽然我的母亲走了，但她对我的爱还在。虽然，我失去了母亲，但我还有父亲。以前，我的耳边总是回响起对母亲的夸赞，我常常一进家门便大声嚷着："爸，妈哪儿去了？"我从未想过，这些话会在爸爸心中留下一丝伤感。现在，失去了母亲，我才感到一向默默无闻的爸爸对我的关爱并不比母亲少。

姐姐，你来信说，要我好好活着，好好学习，我一定会的。我想，我不应该为了这个挫折，从而放弃我的美好人生。因为，我还年轻，我还只有14岁，信念告诉我，当我面对挫折的时候，我要继续走下去，我不能就这样放弃我的青春年华。

小金（湖南省湘潭县）

2003年11月3日

尘衣姐姐：

你好！明媚美丽的春天来到了人间。在这鸟语花香、草木葱绿的日子里，我喜接你的来信和两本新书。捧在胸前，顿时一股暖流涌遍了全身。展阅后，心中充满了欢乐。尘衣姐姐，你是一位文化高、品德好、乐于助人的知心姐姐，感谢你对我的关心、支持和厚爱。我一定不忘你的教诲：多看书，读好书，勤动笔，常思考；向文章写得好的同学取经学习，提高自己的文化写作水平。每次都是姐姐跑路，辛苦帮我邮寄新书，这让我很不安！我会加倍珍惜这来之不易的窗前美好时光。好好学习，绝不辜负大家对我的殷切期望，做一个优秀的中学生！

国强（湖南省常德市）

2003年4月24日深夜

亲爱的尘衣姐姐：

我这几个月都在照顾我爷爷，给他温暖，家里为了治爷爷的病已花去好几万块，可是不幸，爷爷还是走了。所以到现在才与你联系，对不起。从初中时认识你开始，到现在我马上要进入高三了，今年就会面临着人生的大考验。我在努力地拼搏着，不到最后关头我是不会轻易认输的。

小玉（海南省琼海市）

2005年5月4日

尘衣姐姐：

我上次跟你说从初三起就喜欢上了物理老师的事，你说："想象你见物理老师的情景，就像我自己也回到了几年前，同样的时候。毕竟那样的年龄正是情窦初开时，感觉是美丽的。但那时的感觉，美丽中更多的是辛酸。有些感觉只是感觉而已，无所谓把自己搞得心力交瘁。留存心底，才是最好的处理方式。"我懂了，姐姐。我现在进入高中，不会再有这样的想法了。谢谢你。

晓慧（湖南省湘潭县）

2006年6月20日

姐姐：

您好。今年春节过得快乐吗？身体好吗？工作顺利吗？自从上次您分别给我和李龙回信后，我们俩非常感动。多亏了您呀，现在李龙不打电游了，我们俩成了形影不离的好朋友。这是最让我激动的事，因为在姐姐的帮助下，我终于从网吧抢回了好朋友，也抢回了我们的友谊呀！姐姐，在这里，我代表李龙谢谢您！祝您快乐！

阿力（湖南省张家界市）

2004年1月19日

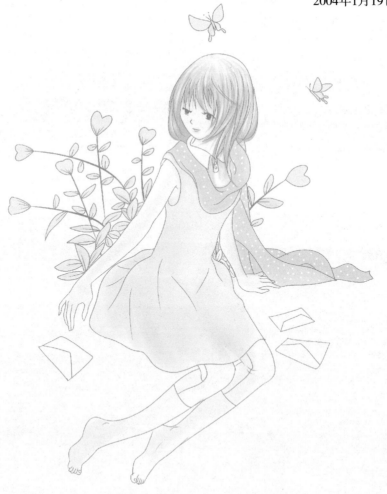

见你金子般的心，也为谈心栏目由你来主持而高兴。我想即使那个女孩难以获得真正的恢复性整容，她也会永远记得你，从你的信中获得安慰——我相信你那封信写得足够安慰她。

——清华大学中文系教授　杨　民

尘衣的文字里，总有一股非常细腻的柔情，正如我们第一次见面后，她留存给我的印象。而且，一直以来，她坚持以自由的心灵，温婉地解读孩子们的内心世界，或者通过网络解答他们的问题，甚至不遗余力帮助他们达成心愿。她，不愧是孩子们的青春解读人、知心好姐姐。

——红网评论部主任　王小杨

尘衣？非常有热情，对世界怀抱着新奇感。也许是和职业有关，但我更相信，这是人本身具备的力量，只不过在她身上保存得如此鲜美。令人羡慕。

——书评人、策展人　袁复生

用才女来形容尘衣似乎有些泛，但我一时又想不出更好的词儿。她若站在那儿，给人的印象就是暖意融融的阳春三月。走近她，你就会知道这个才女有多么鲜活和精彩！

——资深编辑　青鸟

致尘衣老师感谢词：有一种衣服叫尘衣，有一种相聚叫有约，有一种探秘叫认识，有一种努力叫挽救。尘衣老师用她的文字，用她的心灵，挽救了大量对前路充满迷茫的青少年。

——公益组织　茉莉花论坛

尘衣，很脱俗的名字。尘衣的笑有种孩子似的羞涩和可爱。大多的时候，我看她都很安静。安静的尘衣，有股淡淡的忧愁。所以，我一直很关注这如烟的女子。

——湖南作家网　流水无声

素手看尘衣，天使在人间。

——新浪锐博　HMF